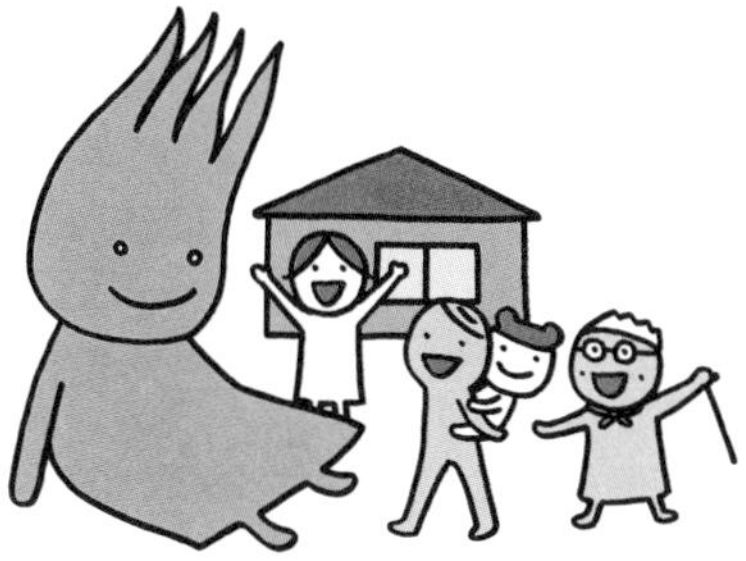

ドクター八木の 新版 世界一わかりやすい アロエベラの本

福山大学名誉教授・薬学博士
八木 晟
Akira Yagi

マンガ&イラスト
よしだみぼ
Mibo Yoshida

現代書林

はじめに

こんにちは、アロエベラ博士のドクター八木です

１９７０年以来、私はずっと「アロエベラ」の研究を続けてきました。

アロエと言ってもさまざまな種類があります。数あるアロエの中で、アロエベラこそは、さまざまな健康増進効果、病気の予防効果、美容効果、アンチエイジング効果が期待できる、すばらしい植物です。

これまでアロエベラの研究のかたわら、アロエベラに関する書籍を出版したり、講演会でアロエベラのすばらしさを伝え続けるうち、いつの間にか、皆さんから「アロエベラ博士」と呼んでいただくようになりました。

本書は２００９年に発行されて以来、本当に多くの人が手に取ってくださり、こうした本としては異例のロングセラーとなりました。

専門的な難しい用語はできるだけ避け、思い切ってわかりやすくし、イラストもふんだんに入れたことが功を奏したのではないかと思っています。

しかし、アロエベラの研究は日進月歩。この間、私も絶えず研究を続けてきた中で、アロエベラのさらなる美容・健康パワーが明らかになってきました。

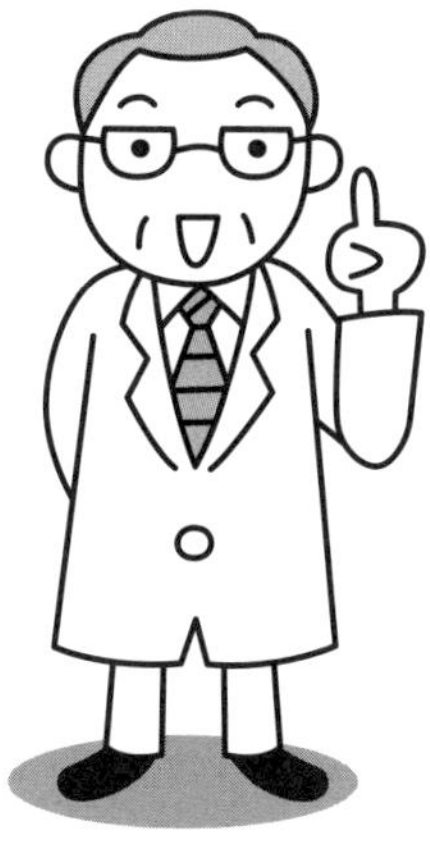

そこで今回、元の原稿に新しい研究成果を盛り込み、装いも新たに皆さまにお届けすることになりました。

具体的には「アロエベラと腸内環境」という章を新たに加えました。

近年、「腸内環境」が大きく注目されています。腸に住みついている腸内細菌が全身の健康に大きく影響することが分かってきたためです。

そしてアロエベラには、腸内環境を整える作用を持ったパワフルな物質がたくさん含まれていることも同時に分かってきました。

私も長年アロエベラの研究をしてきましたが、アロエベラのエンドレス、リミットレスな健康増進パワーには驚くばかりです。

この本が皆さまに最新のアロエベラの美容と健康効果、アンチエイジング効果をお届けできることを大変うれしく思っています。

本書の出版に当たり、1993年以来のアロエ研究の協力者で、テキサス大学名誉教授のB・P・ユー先生に感謝するとともに、引き続き、ステキなイラストとマンガでアロエのすばらしさを表現してくださったイラストレーターのよしだみぼさんに感謝いたします。

2019年11月

福山大学名誉教授・薬学博士　八木《やぎ》 晟《あきら》

新版 ドクター八木の世界一わかりやすいアロエベラの本

目次

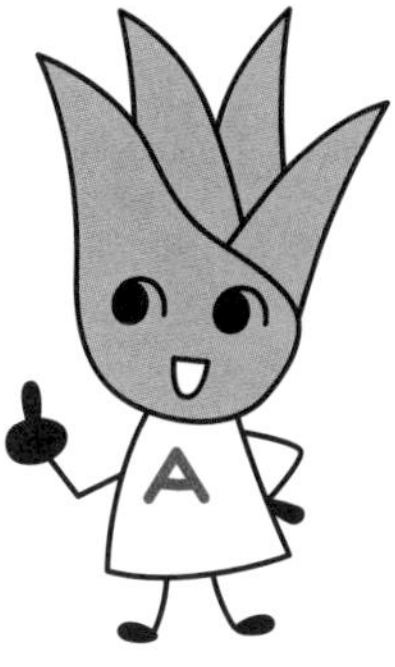

第2章 ハリと潤いたっぷりの〝素肌力〟を高める

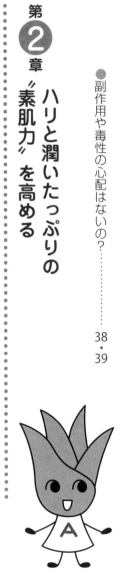

第3章 周りがうらやましがる〝アンチエイジング力〟をつける

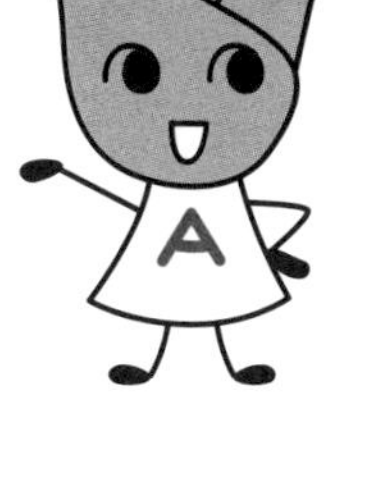

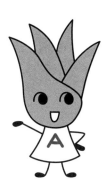

第4章 病気を寄せつけない〝健康力〟を養う

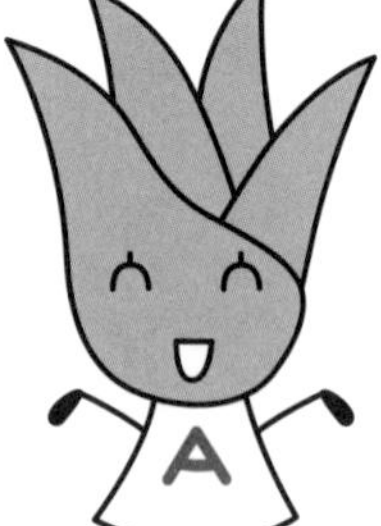

第5章 腸内環境とアロエベラ

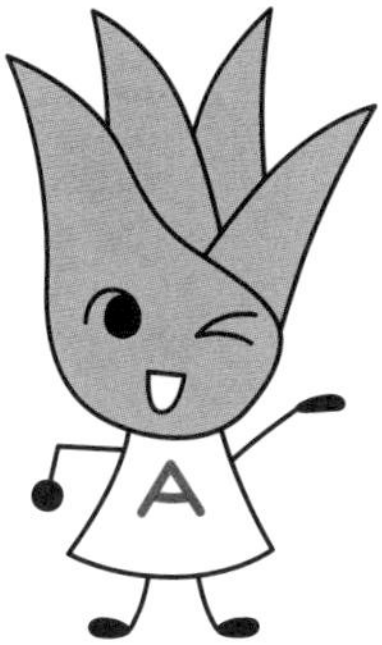

本文中に出てくる実験や試験に使われたアロエベラの部位について、以下のように定義します。

- **アロエベラ**……外皮を含め全葉を使ったもの、または原材料
- **アロエベラ全葉エキス**……外皮を含めた全葉をエキスにしたもの
- **アロエベラゲル**……外皮を除去した葉肉部
- **アロエベラゲルエキス**……外皮を除去した葉肉部を乾燥して粉末化したもの
- **アロエベラジュース**……外皮を除去した葉肉部をジュース化したもの

※(財)日本健康・栄養食品協会の資料より

第1章

アロエベラってどんなアロエ？

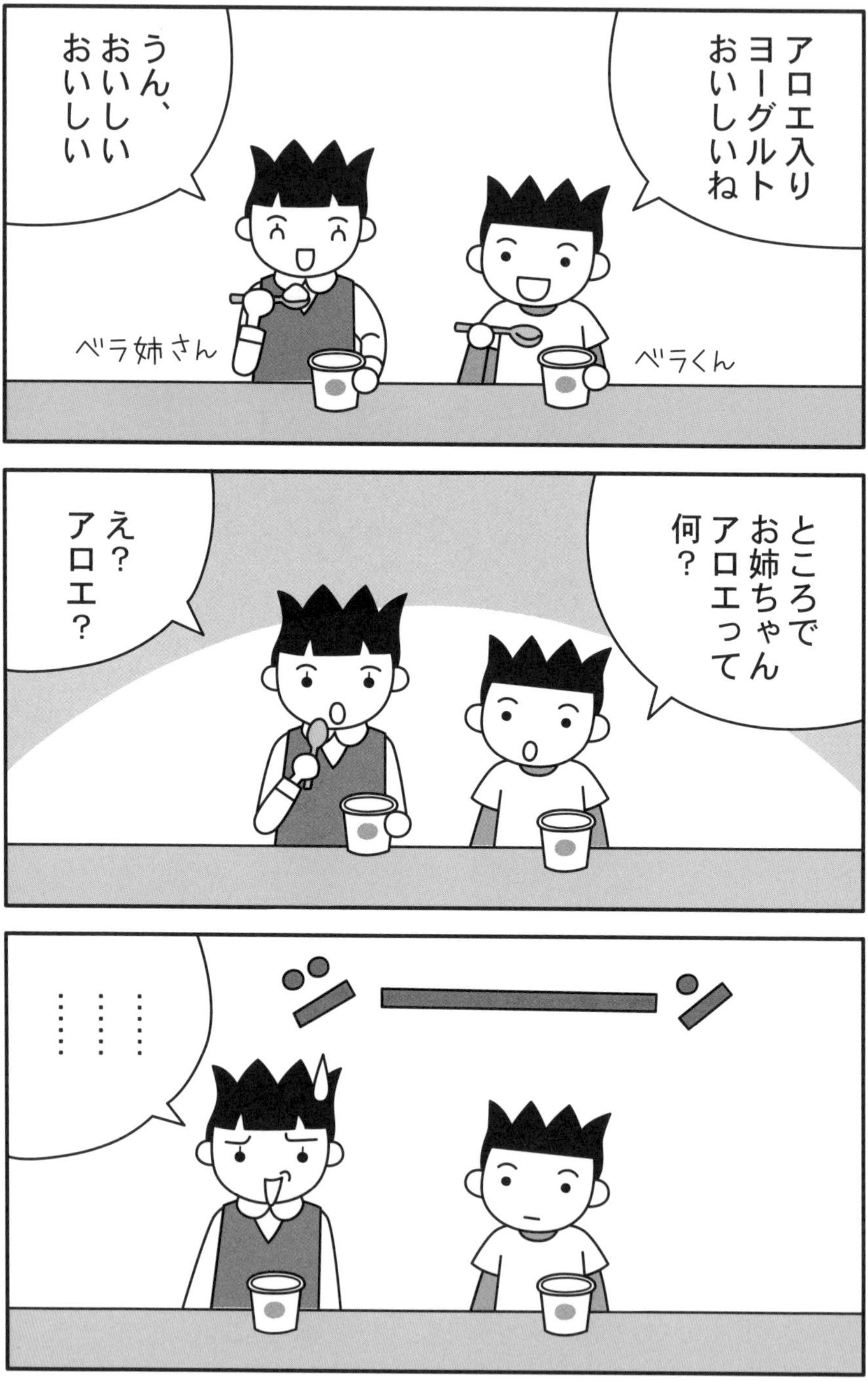
アロエ入りヨーグルトおいしいね
うん、おいしいおいしい
ベラくん
ベラ姉さん
ところでお姉ちゃんアロエって何？
え？アロエ？
シーン
………

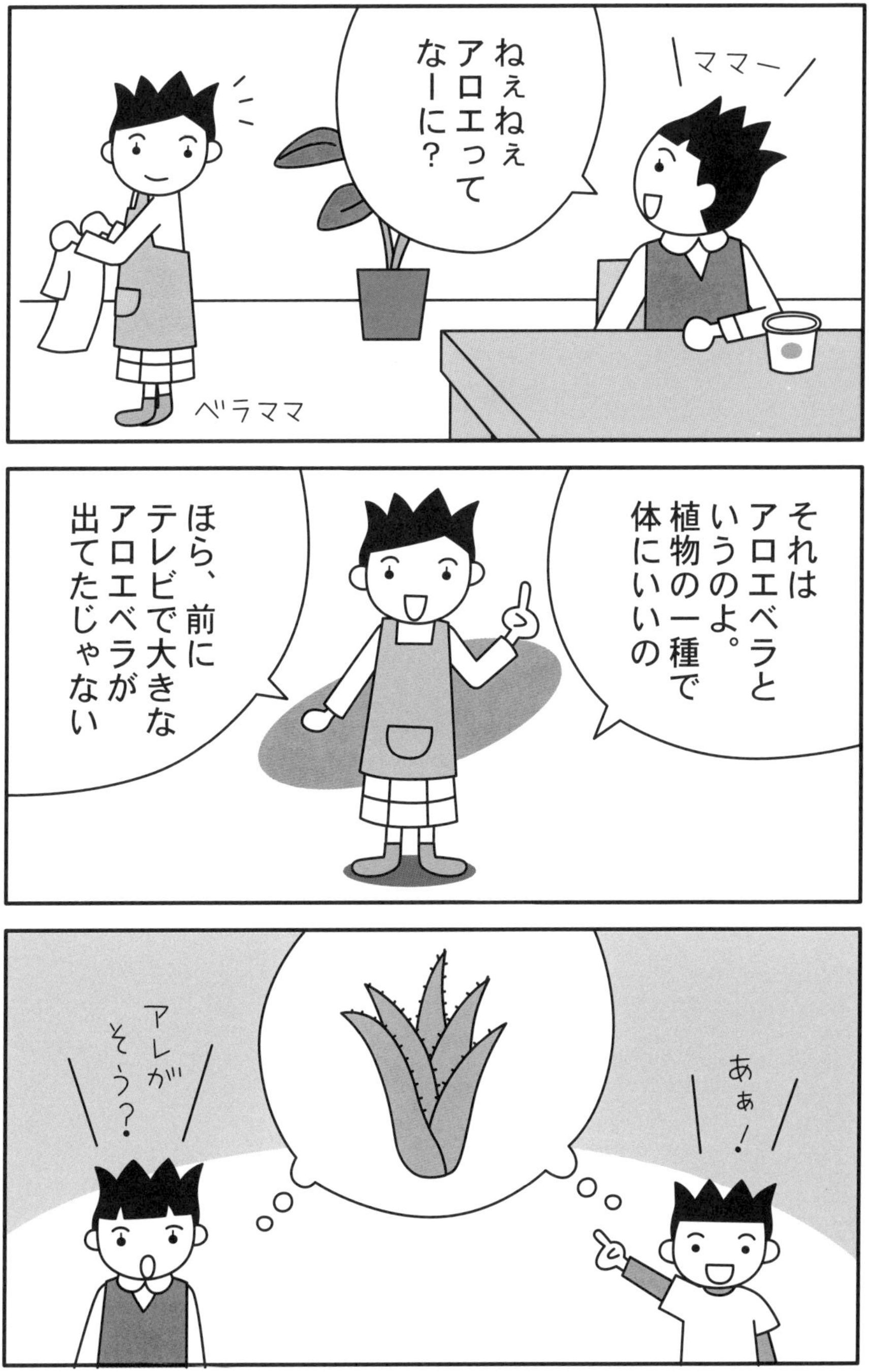
ママー
ねぇねぇ
アロエって
なーに?
ベラママ
それは
アロエベラと
いうのよ。
植物の一種で
体にいいの
ほら、前に
テレビで大きな
アロエベラが
出てたじゃない
あぁ!
アレが
そう?

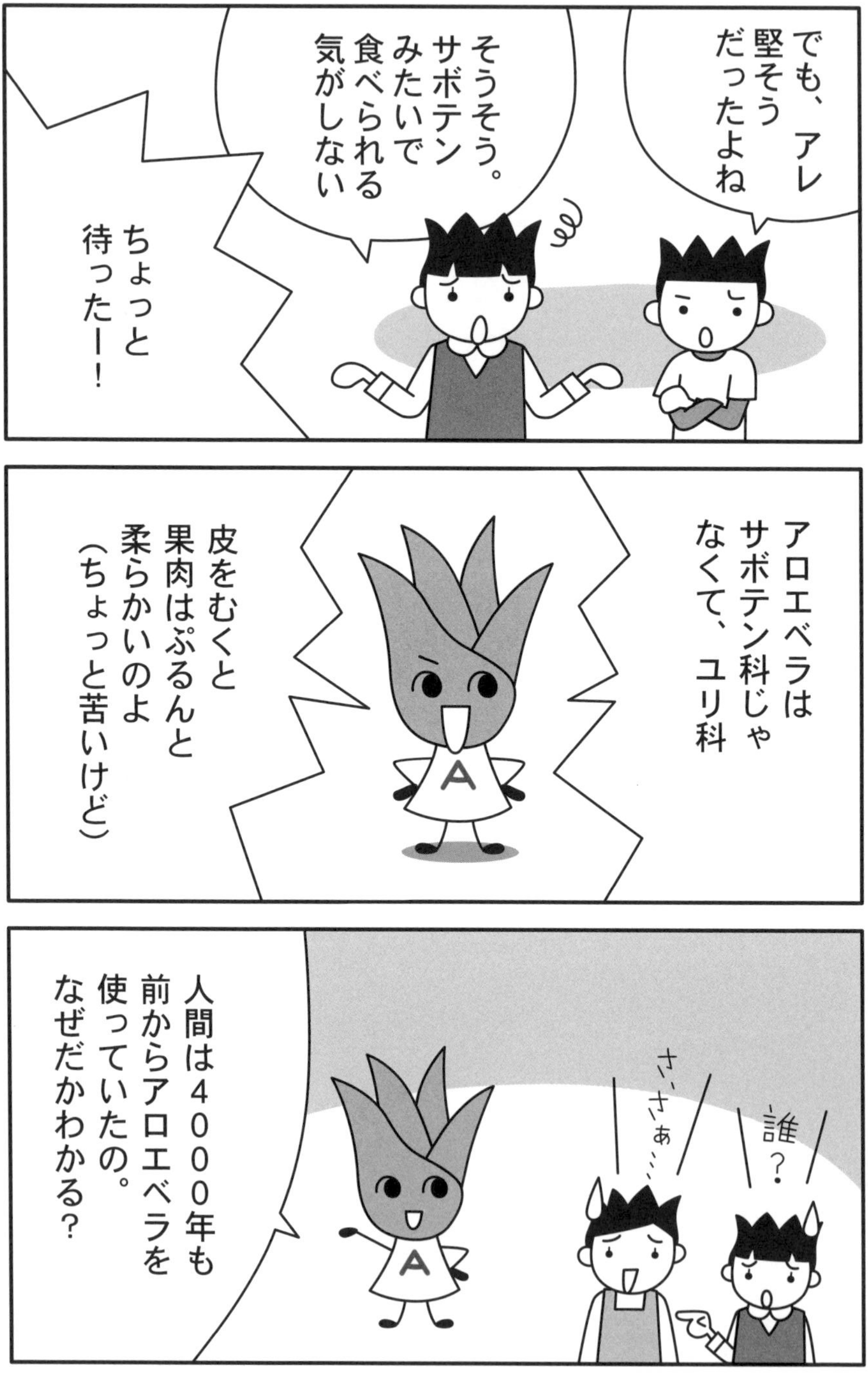
でも、アレ堅そうだったよね
そうそう。サボテンみたいで食べられる気がしない
ちょっと待ったー！
アロエベラはサボテン科じゃなくて、ユリ科
皮をむくと果肉はぷるんと柔らかいのよ（ちょっと苦いけど）
誰？
さ、さぁ…
人間は4000年も前からアロエベラを使っていたの。なぜだかわかる？

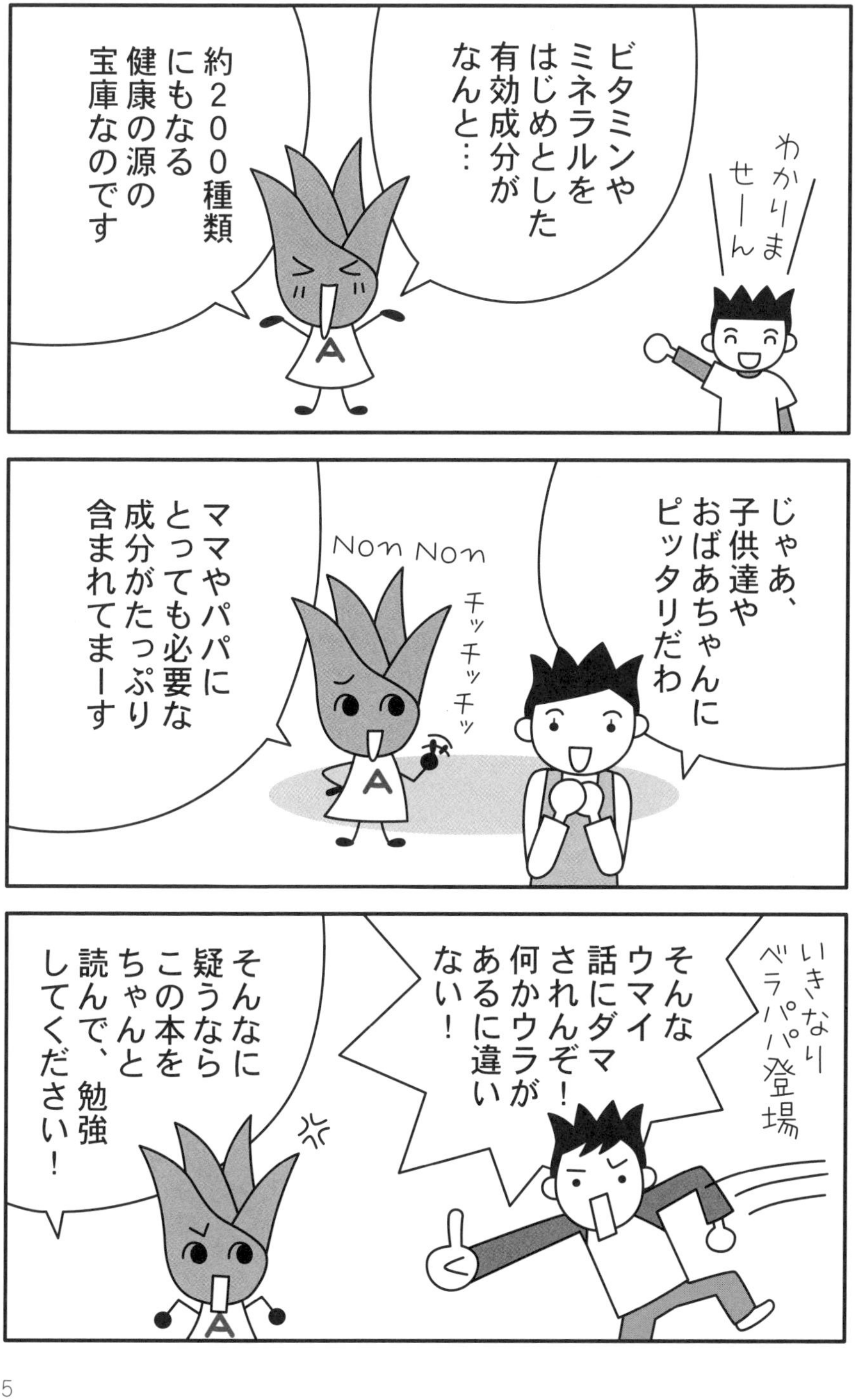
わかりませーん
ビタミンやミネラルをはじめとした有効成分がなんと…
約200種類にもなる健康の源の宝庫なのです
じゃあ、子供達やおばあちゃんにピッタリだわ
Non Non
チッチッチッ
ママやパパにとっても必要な成分がたっぷり含まれてまーす
いきなりベラパパ登場
そんなウマイ話にダマされんぞ！何かウラがあるに違いない！
そんなに疑うならこの本をちゃんと読んで、勉強してください！

アロエベラってサボテンの仲間？

形を見ると、アロエベラはサボテンの仲間のように見えます。だからサボテンの一種と思っている人もいますが、意外にもユリ科の植物なのです。

ビックリ！ ユリ科の植物です

電車の中で、聞くとはなしにこんな会話が耳に飛び込んできました。

「アロエベラって、サボテンの仲間なの？」

「そうでしょ、あの形はサボテンの仲間としか思えないじゃない」

思わず「違いますよ」と教えたくなりましたが、実は、アロエベラはユリ科アロエ属の植物なのです。

サボテンの仲間と間違えられるように、アロエベラの葉は火焔《かえん》状で、長さは70～80センチ、幅10センチ、厚さ3センチほどに成長します。

大きな葉なら、たった1枚で約1・5キロ前後にもなります。そんな葉が12～16枚も集まって一つの株をつくっています。

アロエベラは「真実のアロエ」

アロエの原産地はアフリカやアラビア、地中海地方と考えられています。アロエという名前は、アラビア語で「苦い」という意味だからです。

では、「アロエベラ」とはどういう意味なのでしょうか？

ベラとはラテン語で「真実」という意味ですから、アロエベラとは「真実のアロエ」になります。命名したのは植物学者のリンネさんで、いまから200年以上前につけられています。

動物や植物には学術名がありますが、アロエベラの学術名は「アロエ・バルバデンシス・ミラー」です。「ミラーさんが命名したバルバドス島（西インド諸島）に自生するアロエ」という意味で、アロエベラはこの西インド諸島が原産地です。

ただ、専門家の会議でもみな「アロエベラ」と言っています。アロエベラの研究者は、美しい響きのこの名前が大好きだからです。

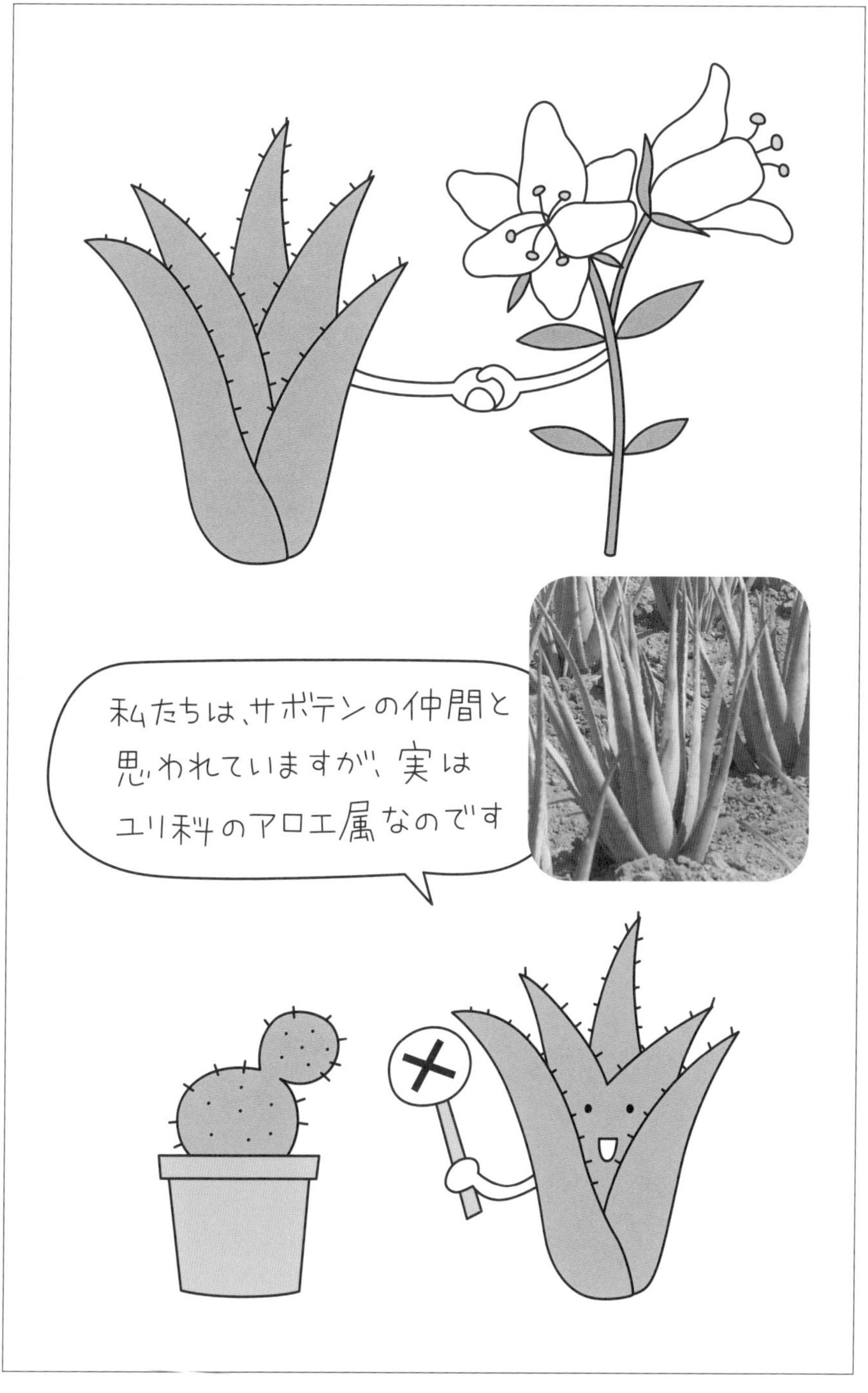
私たちは、サボテンの仲間と
思われていますが、実は
ユリ科のアロエ属なのです

いつ頃から人間は使っていたの？

残された資料から、４０００年以上も前から使われていたようです。クレオパトラやアレキサンダー大王も、アロエベラの愛用者でした。

●クレオパトラの美肌はアロエのおかげ？

いまの電車の中の会話の続きです。

「アロエベラは美容にいいんだって。クレオパトラも愛用していたらしいわよ……」

「えっ、クレオパトラってあのクレオパトラ？　本当？」

アロエベラがユリ科の植物と知らなくても、古代エジプトの女王が使っていたことはしっかりご存じのようです。さすが女性ですが、世界の3大美女のひとりである、クレオパトラの美貌はオリーブとアロエでつくられたと言われています。

アロエベラには紫外線を吸収して色白の肌を保つ働き、肌の潤いを保つ働き、肌をひきしめる働き、コラーゲンを合成する働きなど、お肌にいい働きがたくさんあります。

アロエベラのこうした美容効果は、女性の永遠の願いです。クレオパトラが愛したアロエベラのお肌への効果は、現代の女性が求める美肌効果そのものなのです。

●アレキサンダー大王もアロエ大好き人間だった

アレキサンダー大王という名前を覚えていますか？　世界史で習ったと思いますが、彼もまた、アロエベラを愛した歴史上の人物なのです。

マケドニアという小さな国の王だった彼はギリシャやペルシャなどに遠征してマケドニア帝国をつくり、大王と呼ばれるようになりました。その遠征前には、アリストテレスの進言で、ソコトラ島で熱心にアロエベラを栽培させたと言われています。

兵士たちの健康。それが大王がアロエベラの栽培に励んだ理由でした。広大なマケドニア帝国ができた背景には、〝アロエベラ効果〟があったのかもしれません。

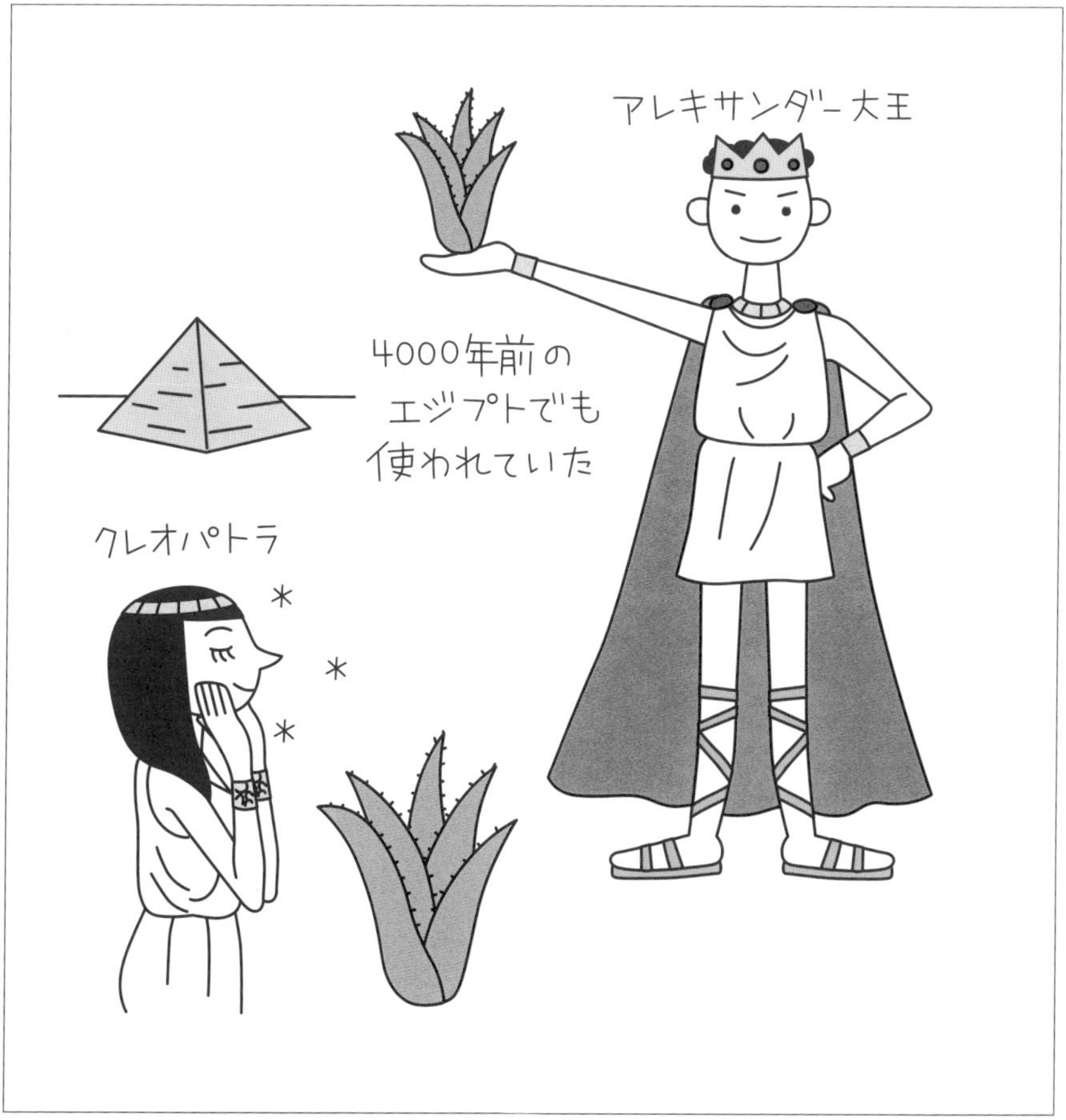
アレキサンダー大王
4000年前の
エジプトでも
使われていた
クレオパトラ

人間はアロエベラと4000年ものつき合いがある

では、世界で初めてアロエベラを使った人間は誰でしょうか？

私の答えは「?・」。でも、いまから4000年ほど前には使われていたと考えられています。

紀元前1550年頃のミイラの足元から、「数百年前からアロエが使われている」と書かれたパピルスが発見されているからです。

現代のような化学合成された医薬品がない時代、洋の東西を問わず、ケガや病気の治療には自然の薬草などが利用されていました。ケガや病気で偶然アロエベラの効果を知り、そこから人間とのつき合いの歴史が始まったのでしょう。

アメリカの「救急常備薬」だって？

ちょっとしたケガやヤケドのとき、アロエベラのゲルを塗るだけで応急処置がOK。だから、別名が「キッチン・ウィンドーシル・プラント」です。

アメリカでの別名は「キッチン・ウィンドーシル・プラント」

アメリカ南西部の家庭に行くと、必ずと言っていいほどアロエベラを見かけます。鉢植えもあれば、庭に植えられている場合もあります。

――キッチン・ウィンドーシル・プラント（台所の窓辺に置く植物）

アメリカ人は、親しみを込めてアロエベラをこう呼びます。でも、台所に飾って、お母さんが鑑賞するためではありません。もっと実用的な使い方をするために、すぐ手の届く台所の窓辺に置いておくのです。

たとえば、子どもがケガをして泣きながら帰ってきたり、お母さんが家事でケガをしたり、料理でヤケドをすることもあります。そんなちょっとしたケガやヤケドのとき、応急処置をするために台所に置いておく〝ママの救急常備薬〟なのです。

ゲル部を使うだけで応急処置ができる

小さなケガやヤケドのとき、薬箱を取り出し、必要な薬を探して処置するのは意外に面倒なものです。でも、台所にアロエベラがあれば、葉をサッと切って中のゲル部分を塗るだけで応急処置ができるうえ、きれいに治ってしまうのです。

ケガやヤケド以外では、医師に診てもらうほどではない症状や病気にも使います。たとえば、家族の胃の具合がちょっとおかしい、誰かが便秘気味といったケースです。そんなときも、アロエベラは活躍します。

アロエベラがママの救急常備薬と言っても、大きなケガやヤケドは守備範囲外です。

大きなケガやヤケドをはじめ自分で判断できないような場合は、必ず医師に診てもらい治療を受けるようにしてください。

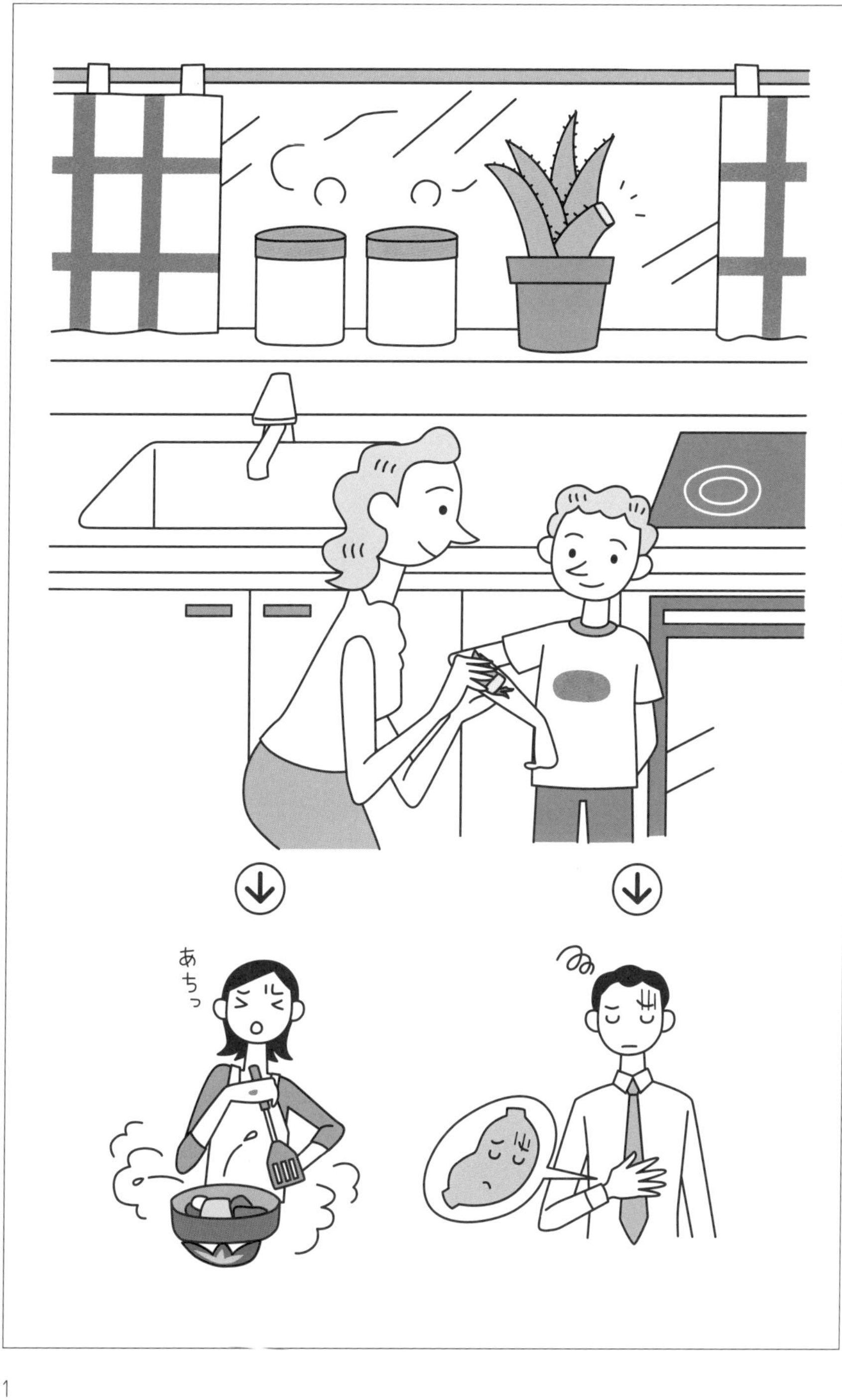
あちっ

ビタミンやミネラルは豊富なの？

体の中でつくったり、ためておけない46種類の大事な栄養素があります。アロエベラには、その大切な栄養素のほとんどが含まれています。

●なぜビタミンやミネラルは大切なの？

よく、「失って初めて知る健康のありがたさ」と言います。健康の基礎は栄養ですが、私たちの健康に大切な栄養素とはいったい何なのでしょうか？

そう、タンパク質、脂質、炭水化物（糖質）、ビタミン、ミネラルの五つです。これを栄養学では5大栄養素と呼びます。

タンパク質などは分かりやすいでしょうが、では、なぜビタミンやミネラルは大切なのでしょうか？

私たちの体の中では、栄養が分解されたり、つくられたり、細胞やエネルギーがつくられたりしています。

そのときになくてはならないのが酵素で、私たちの体内では、なんと3000種類もの酵素が働いていると言われています。ビタミンやミネラルは、その酵素がきちんと働くために欠かせないのです。

たとえば炭水化物の分解ではビタミンB1、脂質ではビタミンB2、タンパク質ではビタミンB6が酵素の働きを助けます。また、ミネラルのマグネシウムは300種類の酵素に、亜鉛も250種類の酵素に関係しています。

ビタミンやミネラルが不足すると酵素がきちんと働けなくなり、私たちの体もうまく機能しなくなってしまいます。

だから、私たちの健康のために、ビタミンやミネラルはとても大切な栄養素なのです。

●必須栄養素が豊富で、〝栄養素の優良児〟の言葉がピッタリ

栄養素には、体の中でつくったり、ためておいたりできない栄養素が46種類あります（46種類の中身は18種

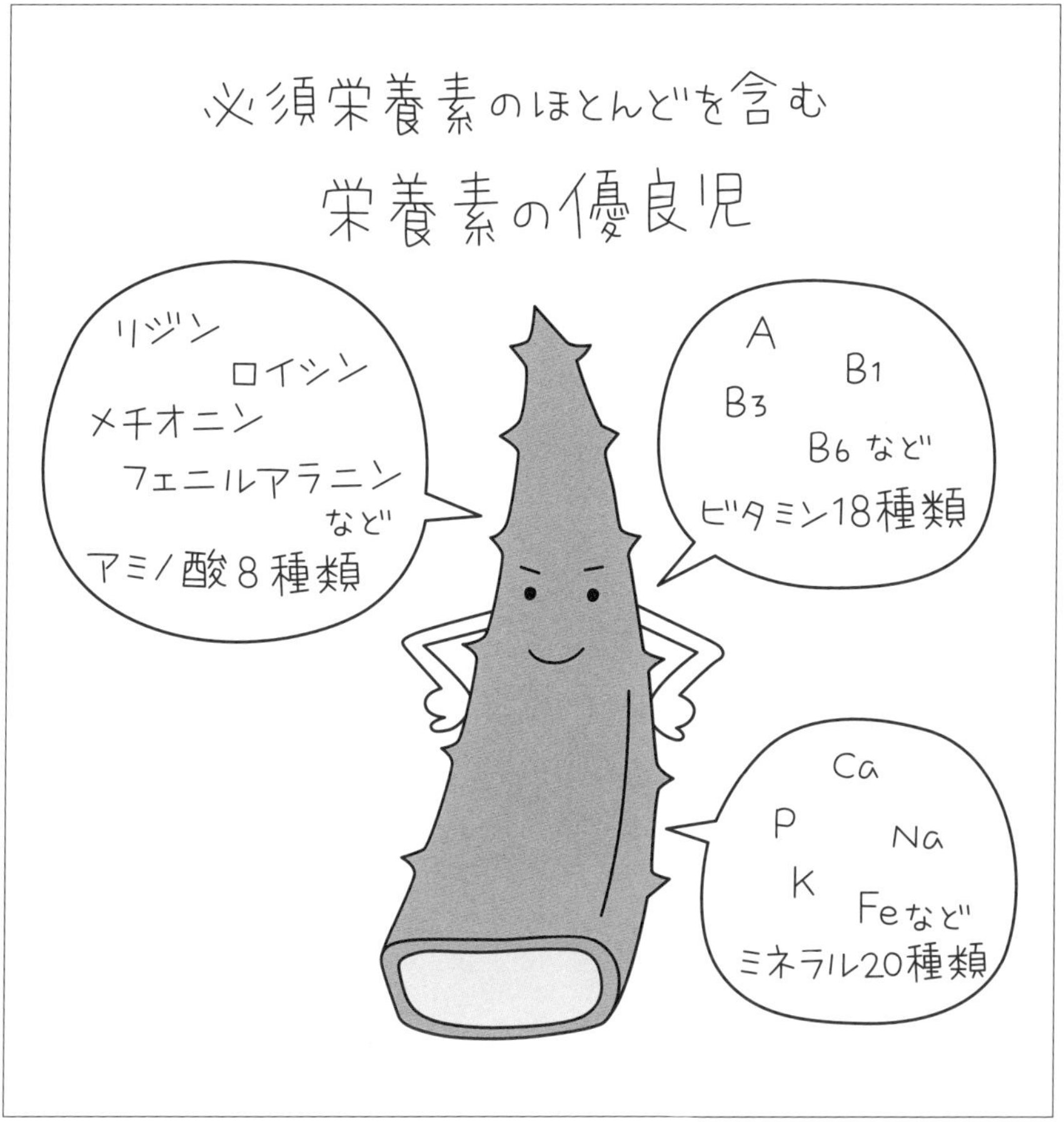

類のビタミン、20種類のミネラル、8種類のアミノ酸）。

　こうした栄養素は、食物から摂るしか方法がありませんが、この46種類の栄養素をまとめて〝必須栄養素〟と呼びます。

――生命の鎖

　栄養学者のロジャー・ウィリアム博士は、この46種類の必須栄養素がお互いに手を取り合って健康を守っている姿をこう呼びました。もしこのうちの一つでも不足すると、「生命の鎖」が弱くなって身体の調子が悪くなったり、病気になったりするからです。

　アロエベラには、「生命の鎖」をつくるほとんどの栄養素が含まれています。まさに〝栄養素の優良児〟という言葉がピッタリします。

植物には珍しいビタミンって何？

これまで、ビタミンB_{12}は動物性食品にしか含まれないとされてきました。でも、植物に珍しく、アロエベラにはこのビタミンがあるのです。

●動物性食品にしかないとされていたビタミンB_{12}

アロエベラには、A、B_1、B_2、B_3、B_6、B_{12}、C、E、M（葉酸）などのビタミンがバランスよく含まれています。

このうちのB_{12}に注目です。

B_{12}は従来、動物性食品にしかないとされていたビタミンで、植物に含まれるものとしては非常に珍しいビタミンなのです。

「ビタミンB_{12}は動物性食品に含まれているので、完璧な菜食主義者は食べ物から摂ることはできません」

大学教授で医学博士が書いた栄養学の本にも、こう書かれています。

ビタミンB_{12}が不足すると、悪性貧血や貧血、神経過敏症、消化不良、食欲不振といったさまざまな症状があらわれます。

そうなると、完全な菜食主義者は全員、いま挙げたような症状で苦しんでいることになります。

●フォックス准教授の疑問

そこに疑問を持った一人の研究者がいました。カリフォルニア大学医学部内科のアーノルド・フォックス准教授です。

フォックス先生は、さっそく菜食主義者の調査を開始しました。いろいろ調べると、とくに体調のいい人たちに一つの共通点が発見されたのです。

——とくに体調のいい菜食主義者のほとんどはアロエベラの葉を生で食べるか、その絞り汁を飲んでいた

フォックス先生にとって、この発見は驚きだったでしょう。

秘密をつかもうとアロエベラの成分を調べていくと、そこにはこれまで植物にはなく、動物性食品にしかないとされていたビタミンB_{12}があったのです。

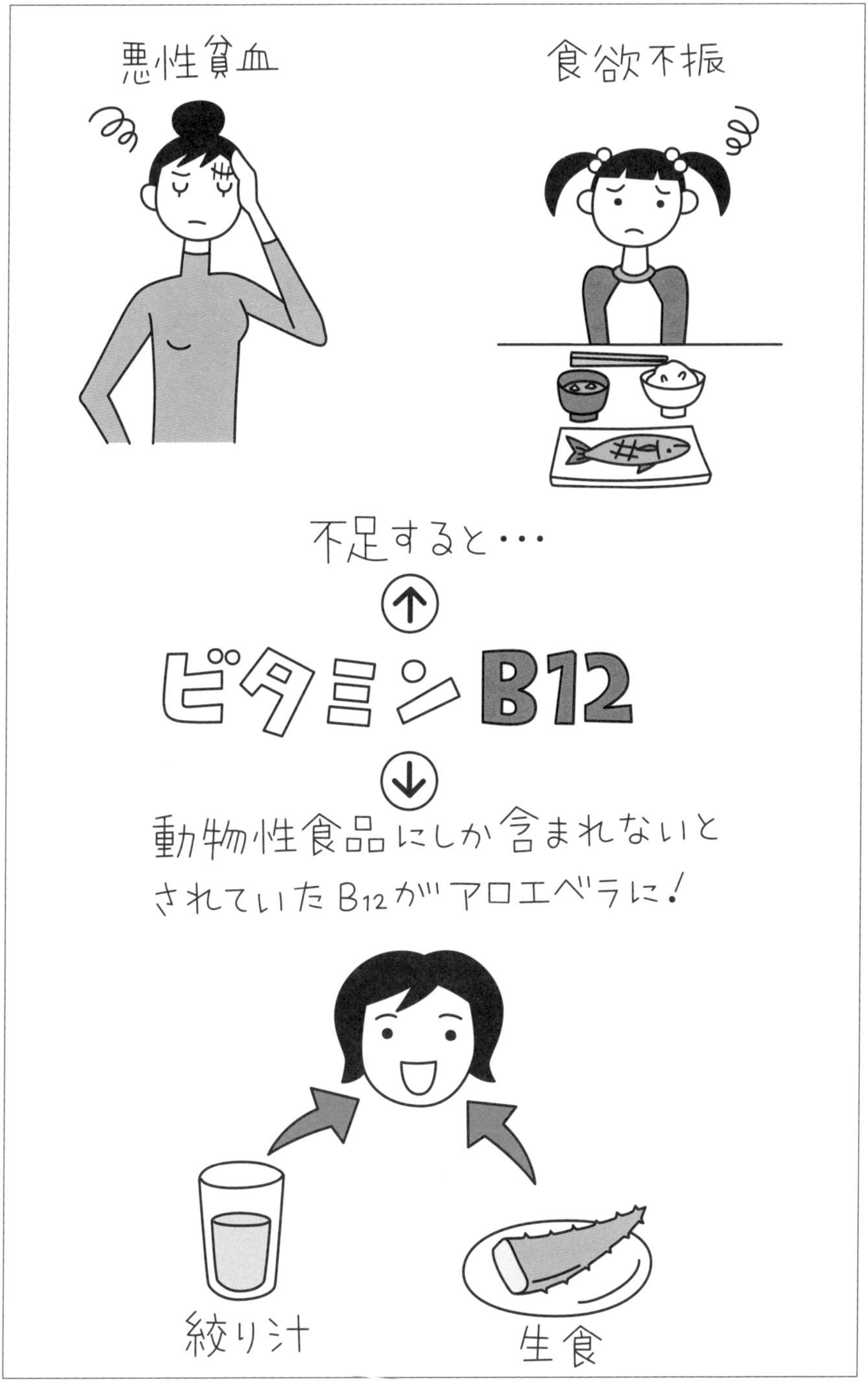
悪性貧血
食欲不振
不足すると…
ビタミンB12
動物性食品にしか含まれないと
されていたB12がアロエベラに！
絞り汁
生食

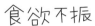

ほかにどんな有用成分があるの？

アロエベラには、200種類もの有用成分がたっぷり含まれています。その中に、ビタミンやミネラル以外の大切な成分があるのは当然です。

●確認されている200種類もの有用成分

「アロエベラの有用な成分は、ビタミンやミネラルだけなの？」

いえいえ、ビタミンやミネラルだけではありません。これまでの研究で、その有用成分は約200種類にのぼることが報告されています。

そうした成分の中にはアロイン、ホモナタロイン、アロエエモジン、アロエシンといったアロエ独特のもののほか、サポニン、芳香性成分、多糖類、酵素類があります。

アロエベラには、私たちの健康や美容、アンチエイジングにも役立ついろいろな働きがあります。それもこれも、200種類と言われる多くの有用成分があるからなのです。

●下剤成分から始まった研究

アロエベラの成分研究は、1908年までさかのぼることができます。

当初は下剤成分の研究がメインでしたが、1956年、その下剤成分の本体が、緑の皮の部分に含まれるバルバロイン（アロイン）であることが確認されています。

アロインは苦味の正体で、日本やアメリカの薬局方でも、下剤や胃《い》を正常にする健胃剤、通経《つうけい》剤として医薬品に認可されています。

下剤薬になっているくらいですから、量が多すぎると、アロインには下痢という副作用もあります。もしアロエベラを生のまま使うなら、皮の部分は取り除いたほうがいいでしょう。

健康食品として販売されているアロエベラ製品の中には、アロインを取り除く処理がされていないものがあります。アロエベラ製品を選ぶ際、アロインを取り除いたものを選ぶ注意が必要です。

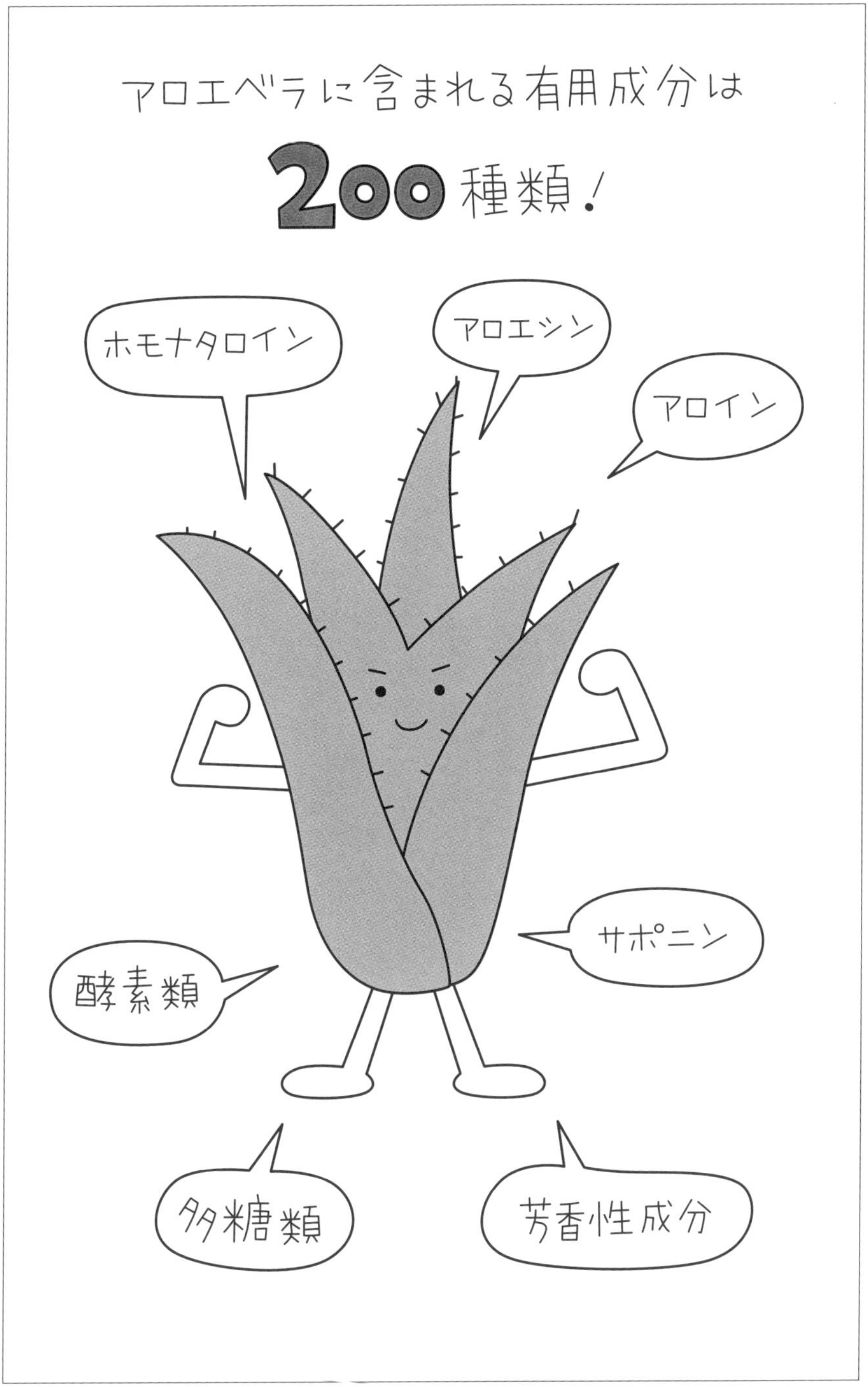
アロエベラに含まれる有用成分は
200種類！
ホモナタロイン
アロエシン
アロイン
サポニン
酵素類
多糖類
芳香性成分

なぜ、いい成分がそんなに多い？

私たちに役立つアロエベラの成分は、砂漠で生き残るためにアロエベラが蓄えたものです。その有用成分の多くは、葉の中のゲルにあります。

●厳しい環境から身を守るための知恵が有用成分を増やした

ここで一つの質問です。なぜ、200種類以上もの有用な成分がアロエベラにはあるのでしょう？

――自分を守るため

これが答えです。たとえば、アロエベラには炎症を抑えたり、熱を下げたりする成分もたっぷり含まれています。

アロエベラの故郷である砂漠を想像してください。太陽がギラギラと照りつけ、強力な紫外線がいつも降り注いでいます。

その害から身を守るため、アロエベラは炎症を抑えたり、熱を下げたりする成分を蓄えるのです。

また、活性酸素を消す物質も豊富です。これも紫外線で発生する活性酸素から身を守るためなのです。

――アロエベラの有用成分は、砂漠という厳しい環境で生き抜くための知恵

こうした成分がなければ、アロエベラは厳しい環境で生き残ることはできなかったでしょう。また、私たちの健康や美容に貢献してくれることもなかったでしょう。本当に、自然の知恵というのはたいしたものだと感心させられます。

いま世界中で栽培されるアロエベラは、砂漠地の緑化と地球の二酸化炭素の減少にも役立っています。まさに〝天然の恵み〟と表現できる植物なのです。

●有用成分のほとんどはゲルに含まれている

では、それらの成分はアロエベラのどこに蓄えられているのでしょうか？

アロエベラの厚くて硬い葉を切ると、緑の皮が半透明のゲル（ゼリー状の部分）を包んでいるだけのよう

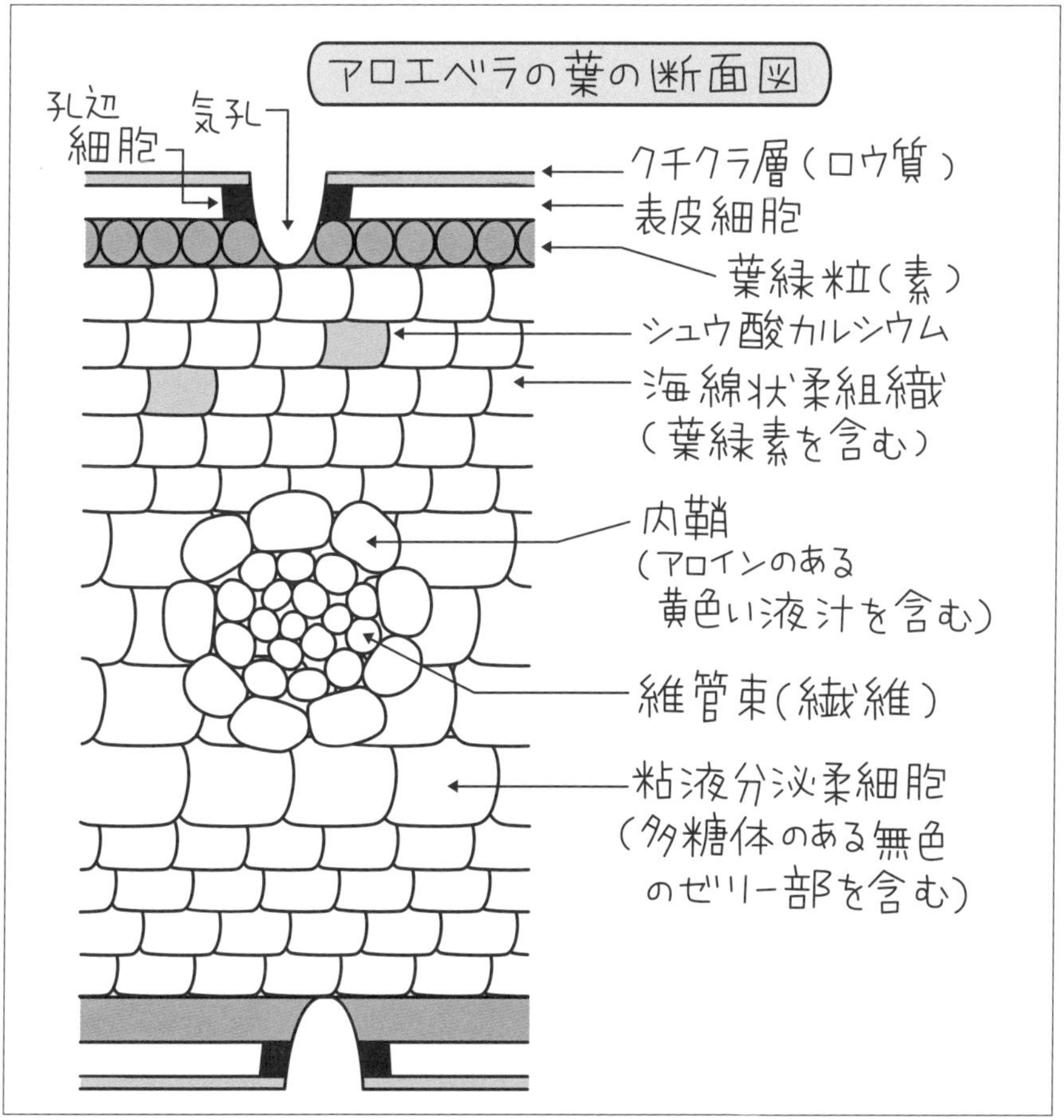

に見えます。でも、実際はもっと複雑になっているのです。

　葉の構造は上の図を見ていただくとして、アロエベラの大切な成分のほとんどは、硬い葉の中のヌルヌルしたゲル部分に蓄えられています。

　表面の硬い葉は、その大切なゲルを守る役目を果たします。こうしておけば、大事な成分が熱や紫外線で壊れることがありません。これも、砂漠で生き抜くための自然の知恵と言っていいでしょう。

——有用成分は、ヌルヌルしたゲル部分に多い

　だからゲル部分だけを食べても、ゲルジュースを飲んでも、私たちの健康と美容に役立つ成分がしっかり補給されるのです。

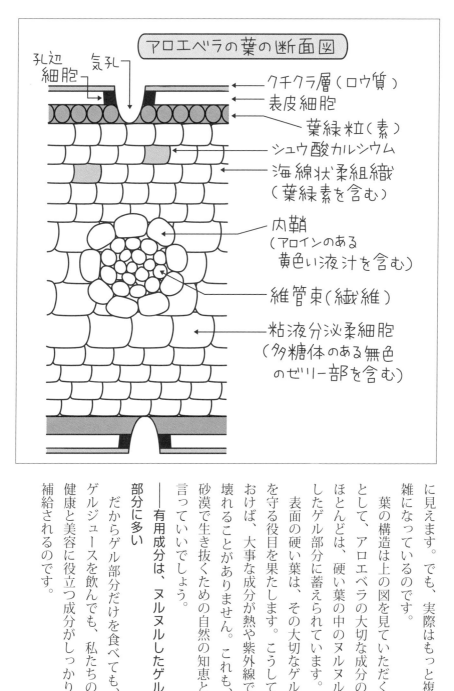

アロエベラの多糖体って何のこと?

多糖体とは、たくさんの糖がつながったもの。アロエベラゲルのヌルヌルをつくる成分で、アロエベラの多彩な働きの中心的存在になっています。

ヌルヌル成分が多糖体

ゲルに含まれるアロエベラの成分の中で、外せないものが多糖体です。

「多糖体って、名前だけでもむずかしそう」

耳慣れない言葉なのでそう思われるかもしれませんが、多糖体は糖がたくさんつながったもの。ゲルのヌルヌルをつくっている成分です。

納豆やオクラ、山イモなどもヌルヌルしています。このヌルヌル成分も、同じように多糖体です。

中心になるのがどういう糖か、そして、そこにどんな成分や糖がくっつくか……。その違いで、多糖体の性質がまったく違ってきます。

アロエベラの多糖体の中心はマンノースで、そこにグルコースがくっついています。マンノースはコンニャクに多く含まれている成分で、グルコースはブドウ糖のことです。

多糖体がなければ、アロエベラの魅力は半減する

アロエベラの多糖体には、次のようなすばらしい働きがあります。

①免疫力を調整する
②血糖値を調整する
③細胞の働きを調整し、新陳代謝を正常にする
④細胞のDNAに働きかけ、新しい細胞をつくる
⑤炎症を起こした部分の熱を下げ、雑菌の侵入を防ぐ
⑥腸にいる善玉菌のエサになり、善玉菌を元気にする

アロエベラには多くの有用な成分がありますが、私は、「多糖体は成分の4番バッター」と思っています。

多糖体がなければアロエベラの魅力は半減するうえ、ここまで幅広い作用にはならなかったからです。

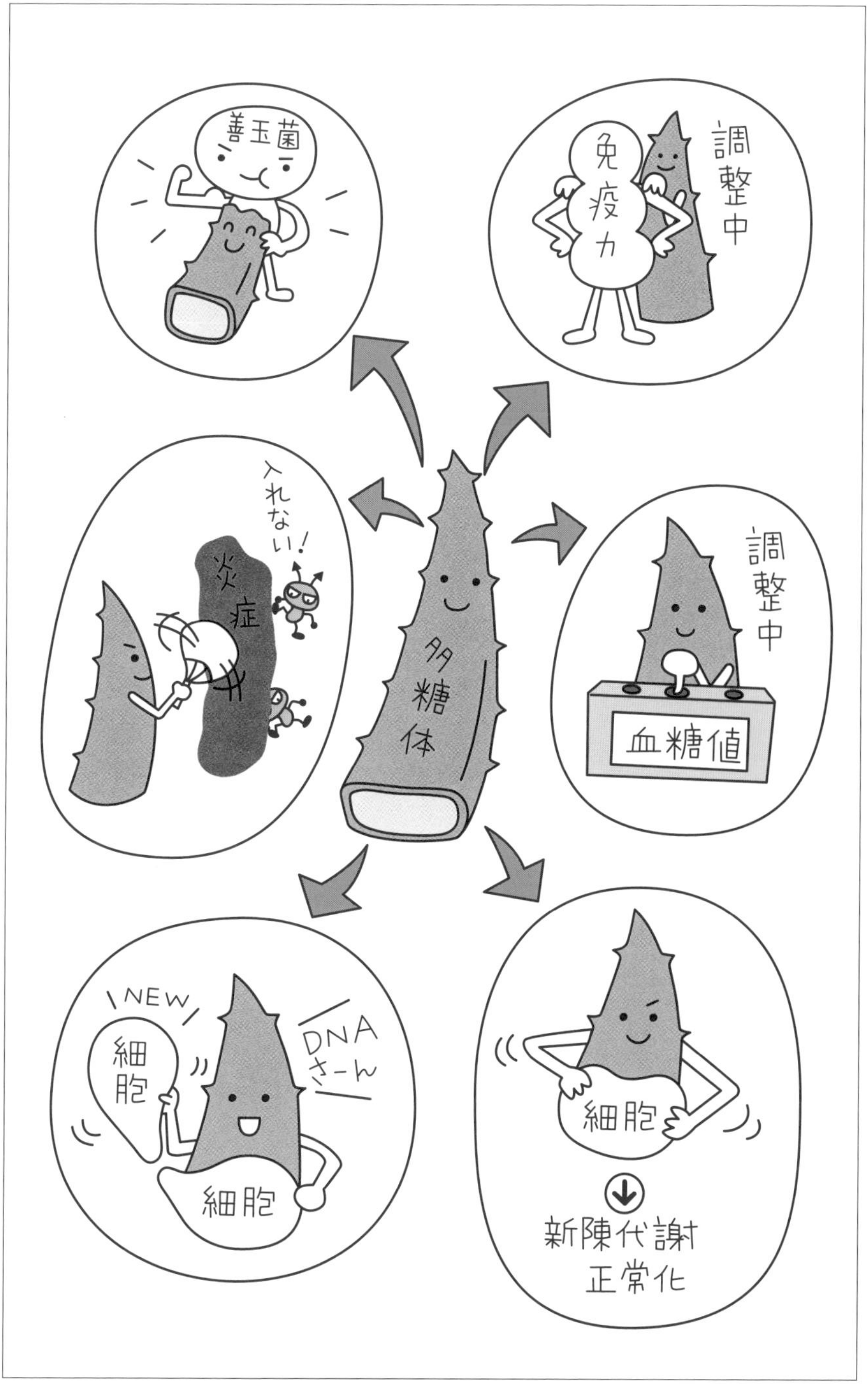
善玉菌
免疫力
調整中
入れない！
炎症
多糖体
調整中
血糖値
NEW
細胞
DNAさーん
細胞
細胞
新陳代謝
正常化

調整作用が発揮される仕組みは？

オーケストラがシンフォニー（交響曲）を奏でるように、アロエベラの多彩な成分は協力して働きます。奏でるのは〝癒しのシンフォニー〟です。

●薬の効果とはここが違う

アロエベラはもちろん薬ではありませんが、その健康効果は、薬とはまったく違うものです。

たとえば高血圧で飲む薬なら、血圧を下げる作用だけです。正常な血圧の人が飲むと低くなりすぎてしまいます。それに、アレルギーなどに効くということはありません。

それに対して、アロエベラは高血圧や低血圧を正常な血圧にする働き（血圧調整作用）のほか、抗ガンや抗アレルギー、抗炎症などいろいろな働きを発揮します。衰えたり、強すぎたりする免疫を正常な姿にする働き（免疫調整作用）もあります。

この調整作用は、薬には絶対に望めません。

●多彩な成分が一致協力する「シンフォニー・オーケストラ効果」

このアロエベラの作用の秘密は、「生命の鎖」をつくる必須栄養素をはじめ、２００種類以上もの成分がチームワークで働く結果です。

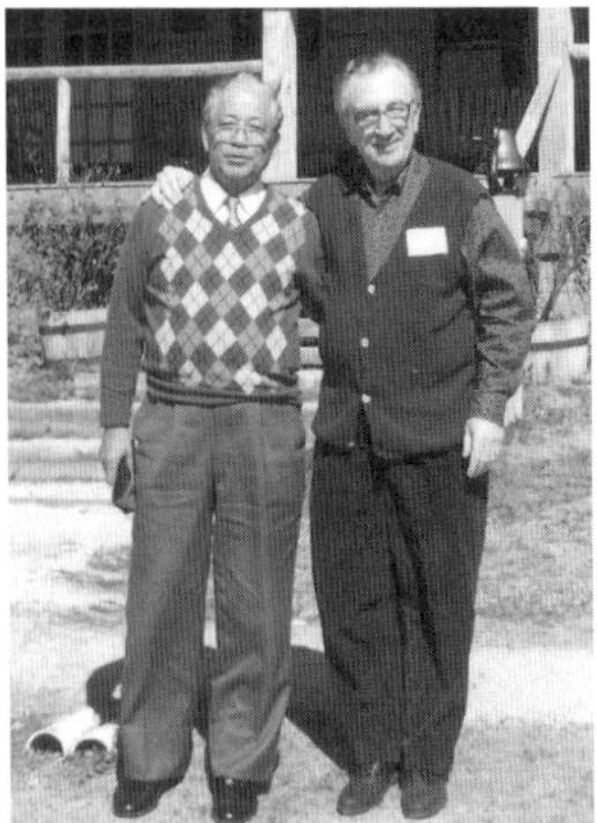

デイビス教授（右）と著者

――シンフォニー・オーケストラ効果

そのチームワークをこう美しく、しかも的確に表現したのはペンシルベニア医科大学のデイビス教授です。

シンフォニー（交響曲）の演奏では、各種の楽器が必要です。さらに奏者の呼吸が合わなければ、美しいシンフォニーにはなりません。

それと同じように、アロエベラの多彩な成分は協力し合い、チームワークで美しい〝癒しのシンフォニー〟を奏でるのです。

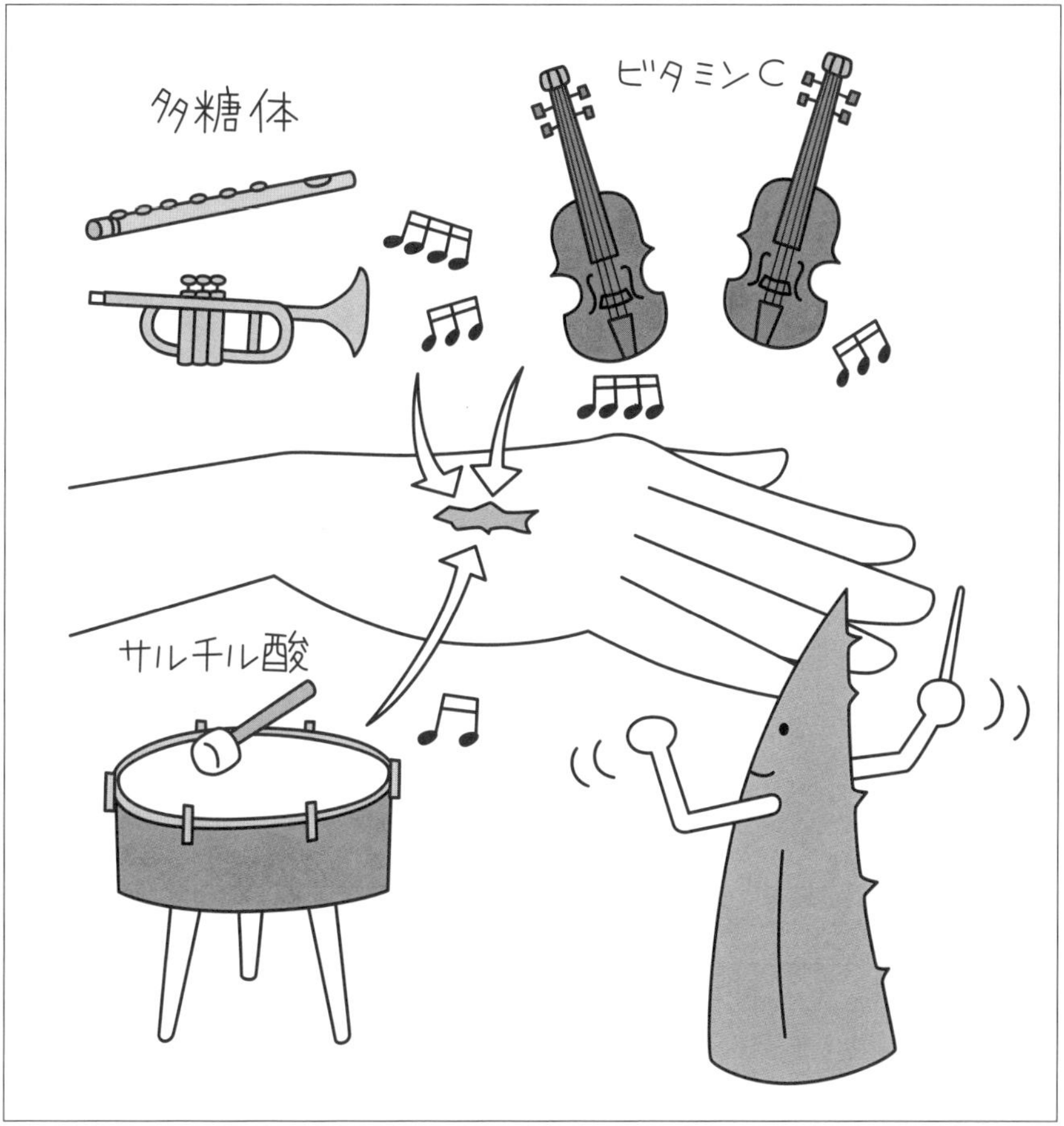

●ヤケドの場合の「シンフォニー・オーケストラ効果」

ヤケドを例に、シンフォニー・オーケストラ効果を説明しましょう。

ヤケドをすると皮膚に赤い炎症ができますが、それをアロエベラのサルチル酸や糖タンパク（ベレクチン）が抑えます。次に、ビタミンCや多糖体などが皮膚の細胞を活性化したり、免疫を調整する成分が皮膚を修復したり、再生します。

アロエベラが奏でるこの〝癒しのシンフォニー〟の結果、皮膚がもとの正常な姿にもどり、ヤケドがすばやく治るのです。

――癒しのシンフォニー

いい表現でしょう、私はこの言葉がとても気に入っています。

女性にうれしい作用や効果って？

外側は20歳でも体の内側は80歳……。これでは本当のきれいなお肌はつくれません。体の内側からのケアが本当にきれいなお肌をつくります。

●何と言っても、お肌への効果

この本の最初に、色白の肌を保つ働きなど、クレオパトラが愛したアロエベラの四つの美肌効果を紹介しました。

「それ以外に、お肌への効果はまだあるでしょう？　あったら教えて！」

女性なら、きっとこう思われているはずです。そこで、女性にうれしいアロエベラのお肌への効果をお話しましょう。

①シミや黒ずみを抑えてくれる
②紫外線の光老化からお肌を守ってくれる
③ニキビ肌をきれいにしてくれる
④便秘やストレスを解消してお肌にいい影響を与えてくれる

●本当のきれいなお肌づくりは、口から大切な成分を摂って内側から

アロエベラのお肌への作用では、「塗る」と「飲む（食べる）」の併用がお勧めです。内側と外側からのダブル効果で、より大きな効果が期待できるからです。

一般の化粧品は、ほとんどが外側から塗るものしかありません。外からのお肌への吸収は20％程度と言われていて、お肌の美容と健康で大切なことは内側から整えることです。

きれいなお肌づくりと健康では、アロエベラを口から摂ることが基本。

生葉が面倒なら、アロエベラ製品を使う方法があります。手間が省けるうえ、美容と健康で大切な成分がしっかり摂取できます。

アロエベラのこの働きは第2章で詳しくお話しますが、たとえばアロエベラジュースが効果的です。もちろん、ジュースをそのまま飲んでもよいですし、ジュースを使った料理もあります。

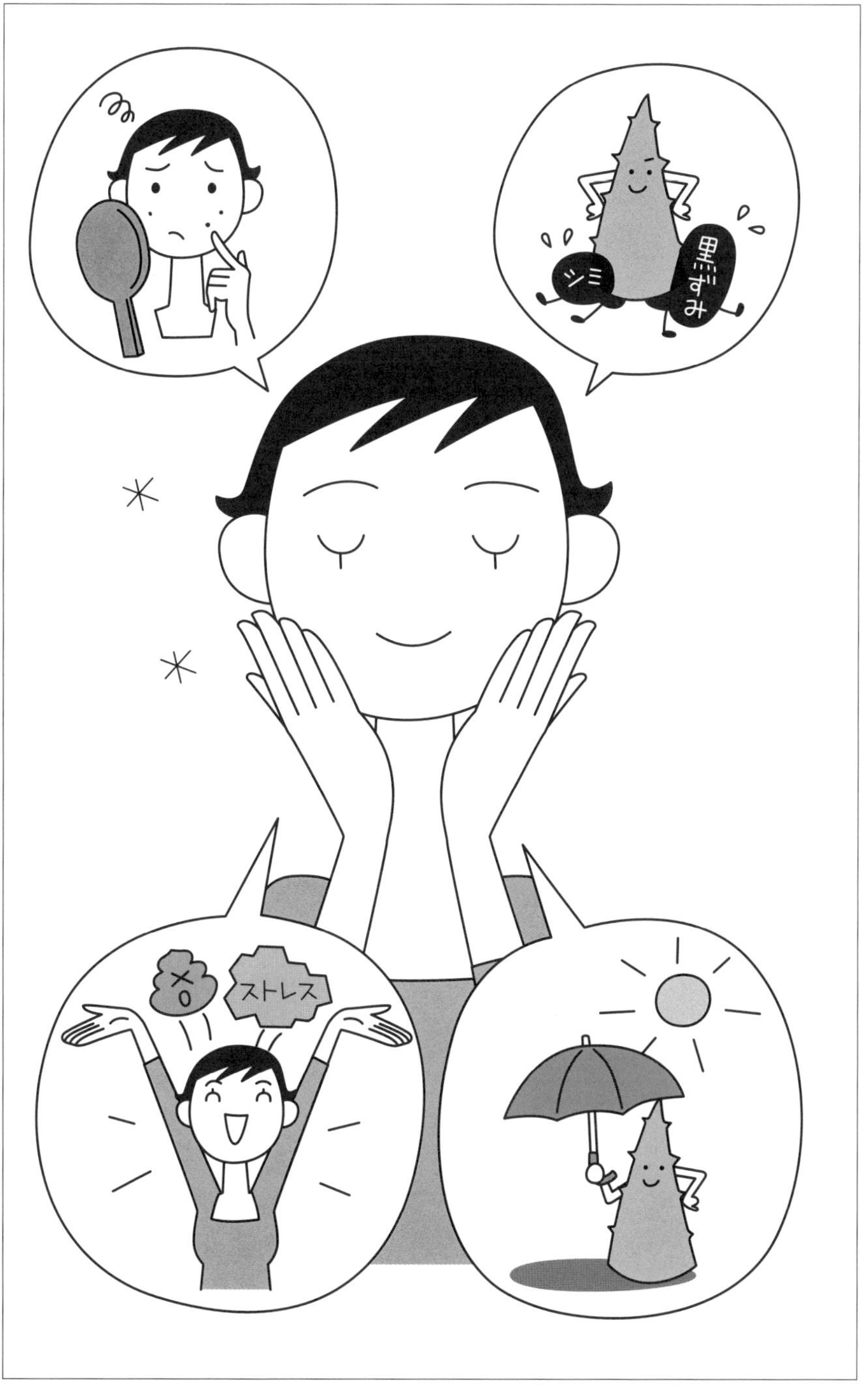
シミ
黒ずみ
ストレス

健康づくりに役立つ作用はある？

アロエベラの働きは、美容を含むアンチエイジングと健康づくりが二本柱。無理のないダイエットや骨粗しょう症予防効果も見逃せません。

● 家族そろっての健康。アロエベラはその願いをかなえてくれる

「家族みんなが健康でいたい！」

アロエベラは、家族を思うあなたのその気持ちもかなえてくれます。

たとえばご主人。いつまでも若々しさを維持する働き、免疫や血圧、それに血糖値を正しい状態に調整してくれる働き、胃腸や肝臓を整えてくれる働きなどは、ご主人の健康の元になってくれます。

また、アロエベラは、お子さんの体づくりのほか、ゼンソクや皮膚炎など、辛い思いをする病気や症状の改善にも期待が持てます。

だから、私は、自信を持ってこう言います。

――家族そろっての健康と笑顔はアロエベラから

● ダイエットやアンチエイジングでもうれしいプレゼントが

グッド・プロポーション――。これも、女性の憧れです。

健康のためにも、美容のためにも、アンチエイジングのためにも、正しいダイエットは有効です。

でも、無理なダイエットはかえって逆効果で、健康に深刻な影響を与えたり、老化を早めたりしてしまいます。

ダイエットするなら、正しいダイエットをすることです。正しいダイエットとは無理なく、健康的にスリムになるダイエットで、アロエベラはその補助食品としてうってつけの素材です。

また最近、女性特有の健康上の大きなテーマとして、骨粗しょう症がクローズアップされています。アロエベラは骨粗しょう症予防やアンチエイジングに大きな期待が持たれており、この話は第3章でしたいと思います。

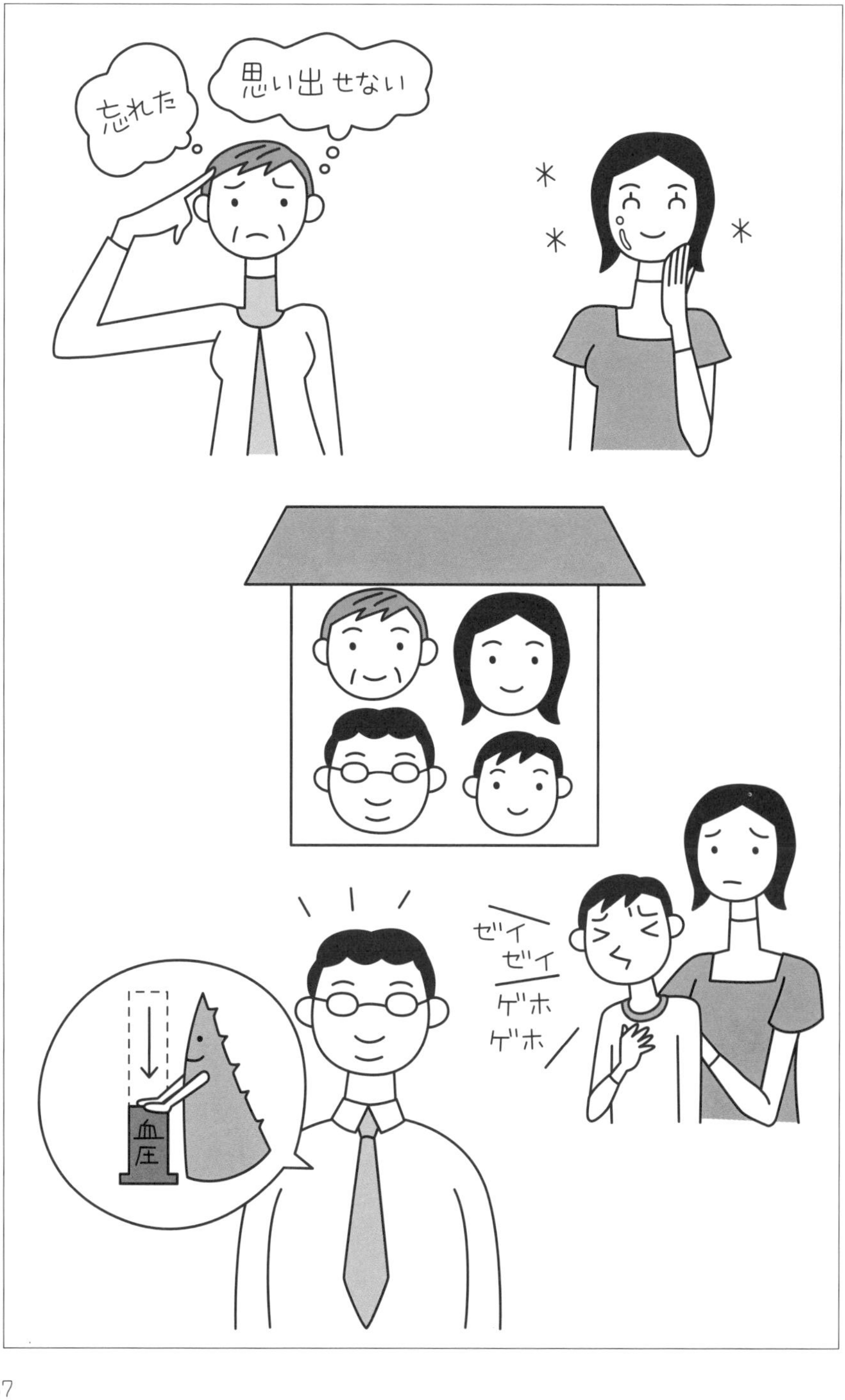
忘れた
思い出せない
ゼイ
ゼイ
ゲホ
ゲホ
血圧

副作用や毒性の心配はないの？

副作用や毒性があれば、民間薬として使われることはありません。研究でも副作用の不安はなく、アメリカ食品医薬品局も無毒と報告しています。

●毒性や副作用がないから、昔から民間薬として使われてきた

アロエベラは、女性にうれしい作用や効果、救急常備薬としての働き、家族そろっての健康づくりに役立つ作用をふんだんに持っています。

「いろいろすぐれた効果があっても、副作用や毒性があっては大変。アロエベラにその心配はないの？」

確かに、そのとおりです。

長年にわたり、人間はアロエベラを民間薬として使ってきた歴史があります。紹介したように、エジプトのパピルス文書によれば、もう4000年ほどの長いつき合いです。

もし毒性や危険な副作用があれば、誰もが手軽に使う民間薬として重宝がられることはありえません。アメリカで「キッチン・ウィンドーシル・プラント」と呼ばれ、〝ママの救急常備薬〟として愛されることもなかったでしょう。

この二つのことだけを見ても、アロエベラに毒性や特別な副作用のないことはすぐに想像がつきます。

科学的な研究でも、アロエベラに毒性や特別な副作用のないことは証明されています。

●ユー教授らの研究成果が副作用や毒性がないことの証明

——アロエベラには副作用と呼ぶほどの副作用はない

私も参加したアロエベラ・プロジェクトの指揮をとったテキサス大学のユー教授は、研究でこのことを証明しています。

教授の研究では、違う方法でつくられた二つのアロエベラゲルの粉末が使われました。教授はこの二つのアロエベラゲルエキスをエサと混ぜてラットに与え、ラットの変化を調べています。

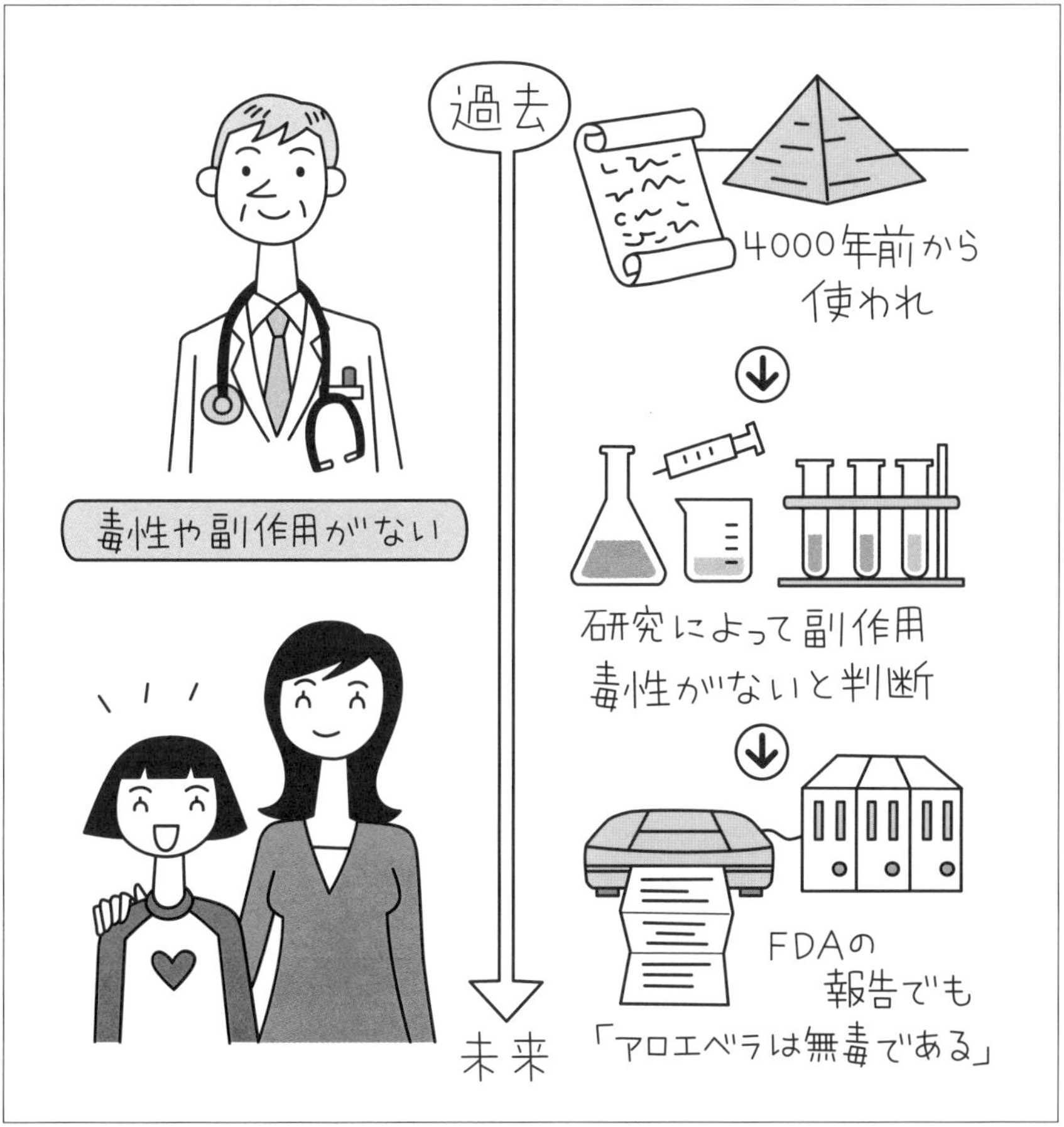
過去
4000年前から
使われ
研究によって副作用
毒性がないと判断
FDAの
報告でも
「アロエベラは無毒である」
毒性や副作用がない
未来

その結果、どちらの場合も、若干の下痢や喉の渇きがあり、尿の排泄が増えたラットはいましたが、副作用と呼ぶほどのものではありませんでした。

体重も、臓器の重さも変化はなく、アロエベラに特別な副作用はないと判断されています。

では、毒性はどうでしょうか？

２００４年、ＦＤＡ（アメリカ食品医薬品局）は「アロエベラは無毒である」と報告しています。こうした報告の裏には、ユー教授らがおこなった科学的な毒性研究のデータがあります。

アロエベラには特別な副作用も毒性もありません。安心して口から摂っていただけることがお分かりいただけたと思います。

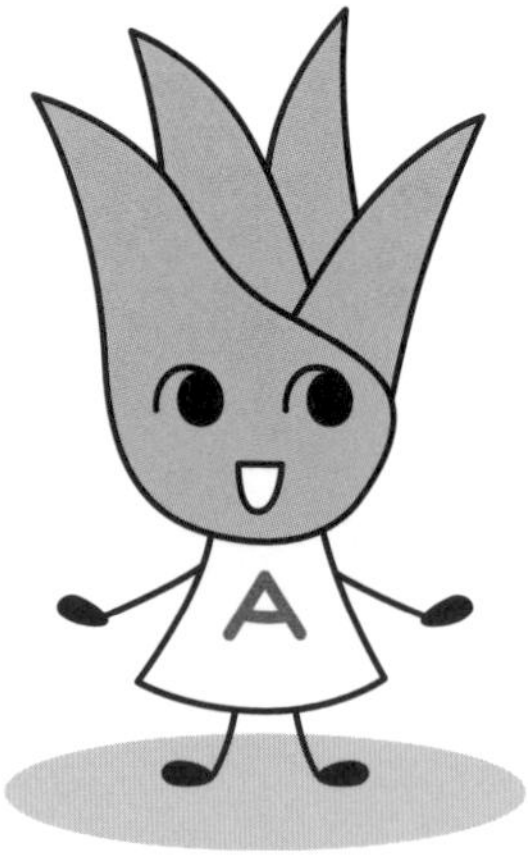
A

第2章

ハリと潤いたっぷりの〝素肌力〟を高める

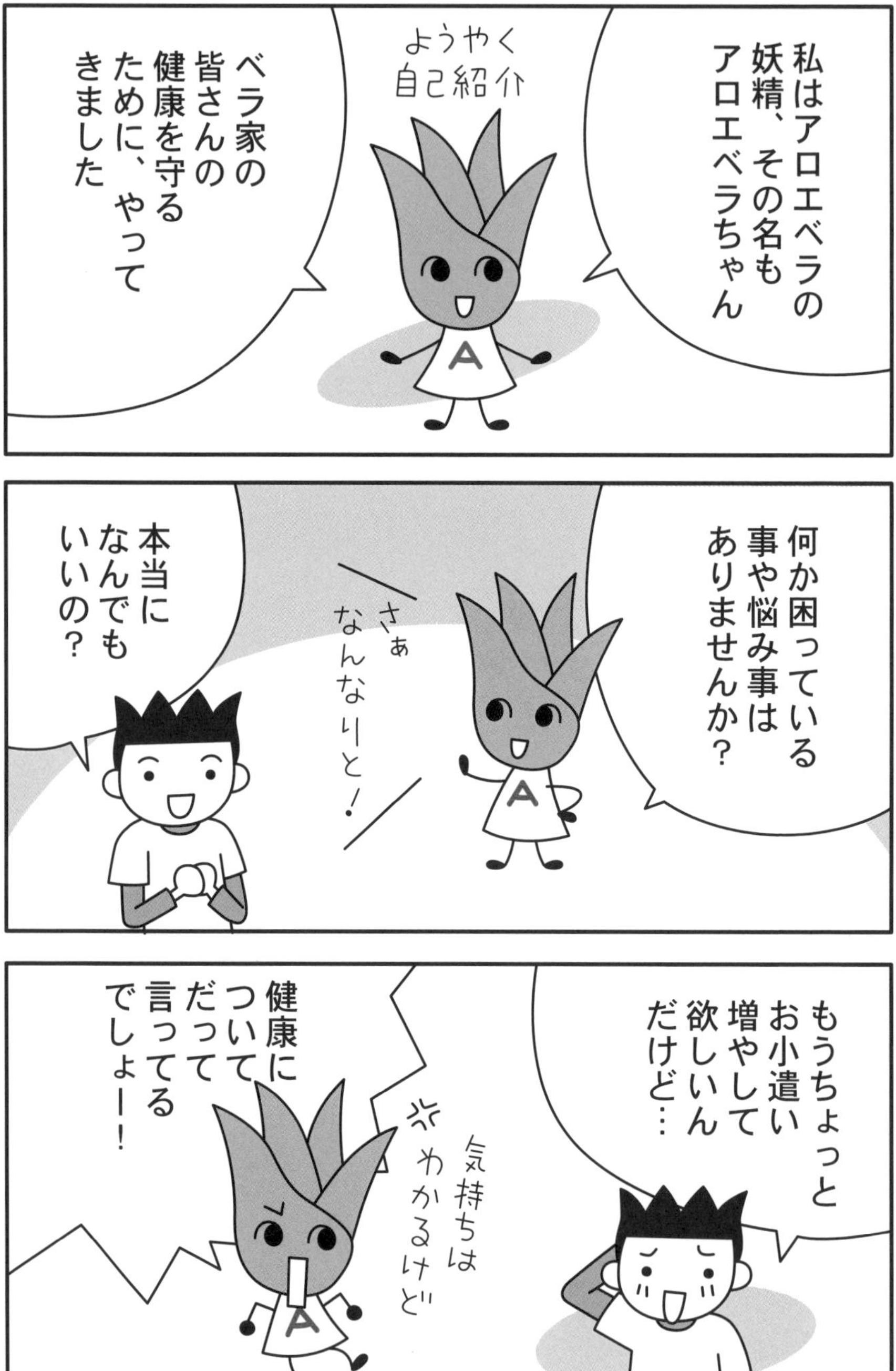
私はアロエベラの妖精、その名もアロエベラちゃん
ようやく自己紹介
ベラ家の皆さんの健康を守るために、やってきました
何か困っている事や悩み事はありませんか？
さぁなんなりと！
本当になんでもいいの？
もうちょっとお小遣い増やして欲しいんだけど…
気持ちはわかるけど
健康についてだって言ってるでしょー！

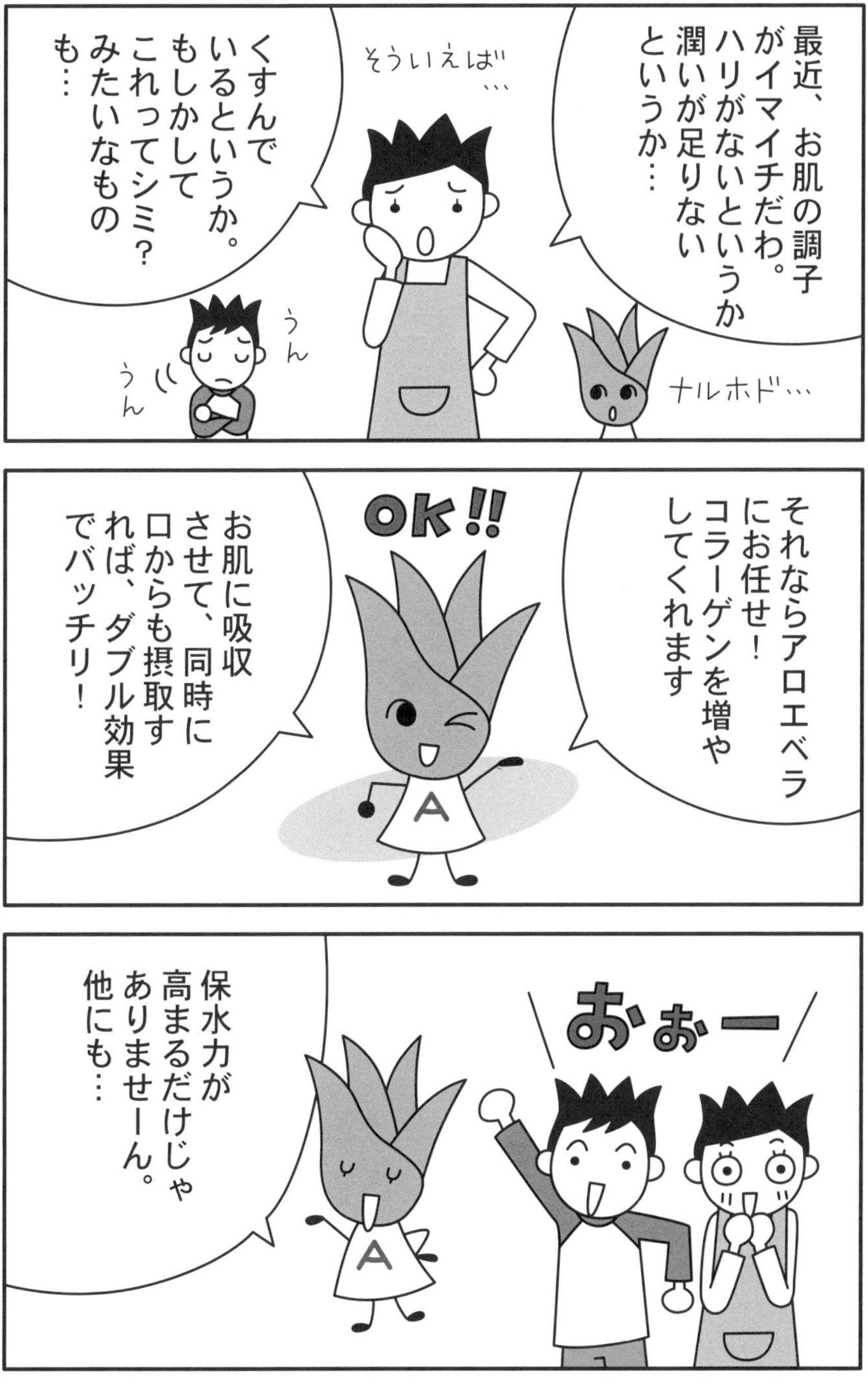
最近、お肌の調子がイマイチだわ。ハリがないというか潤いが足りないというか…
そういえば…
くすんでいるというか。もしかしてこれってシミ？みたいなものも…
うんうん
ナルホド…
それならアロエベラにお任せ！コラーゲンを増やしてくれます
OK!!
お肌に吸収させて、同時に口からも摂取すれば、ダブル効果でバッチリ！
おぉー
保水力が高まるだけじゃありませーん。他にも…

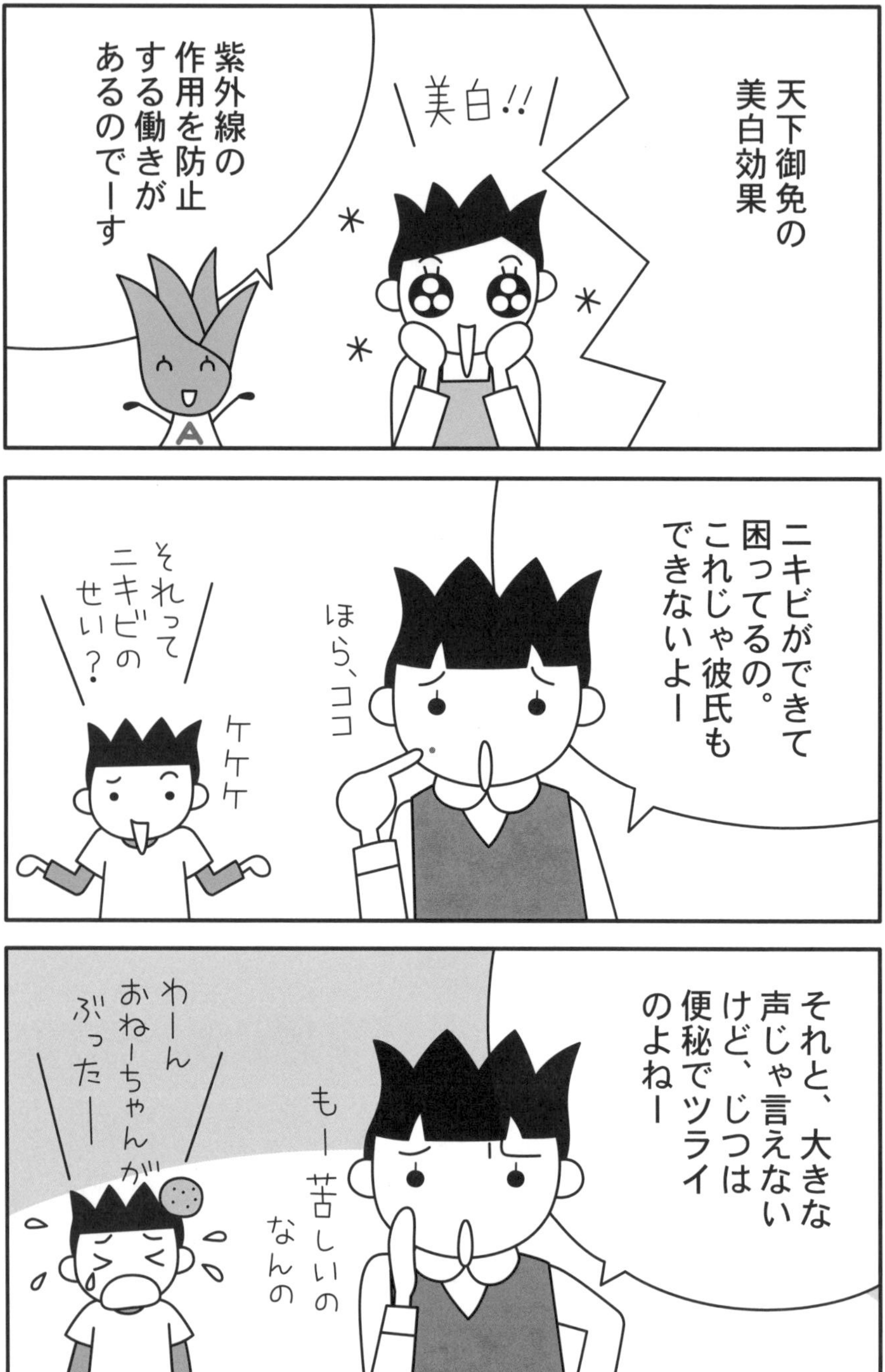
天下御免の美白効果
美白!!
紫外線の作用を防止する働きがあるのでーす
ニキビができて困ってるの。これじゃ彼氏もできないよー
ほら、ココ
それってニキビのせい?
ケケケ
それと、大きな声じゃ言えないけど、じつは便秘でツライのよねー
もー苦しいのなんの
わーんおねーちゃんがぶったー

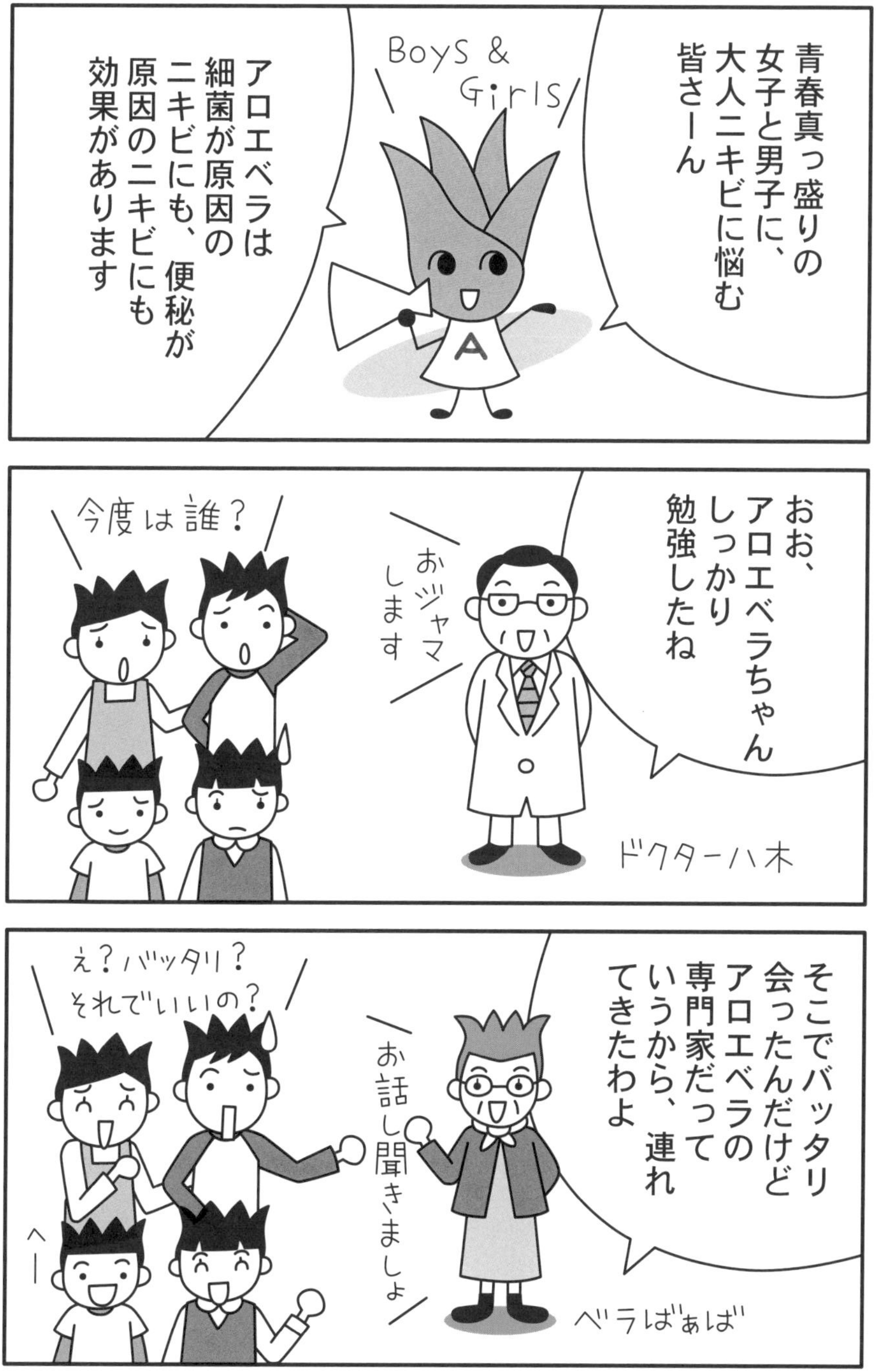
青春真っ盛りの女子と男子に、大人ニキビに悩む皆さーん
Boys & Girls
アロエベラは細菌が原因のニキビにも、便秘が原因のニキビにも効果があります
おお、アロエベラちゃんしっかり勉強したね
おジャマします
今度は誰？
ドクター八木
そこでバッタリ会ったんだけどアロエベラの専門家だっていうから、連れてきたわよ
お話し聞きましょ
え？バッタリ？それでいいの？
へー
ベラばぁば

お肌のハリと潤いは何がつくる?

お肌のハリと潤いの元は、動物性タンパク質のコラーゲンです。ソファのスプリングのような働きがハリに、水分を保つ働きが潤いをつくります。

●コラーゲンはちょっと変わり者のタンパク質

この章はお肌の悩みを解消するアロエベラの効果の章、女性には必読のコーナーです。

「最近、お肌のハリと潤いがなくなってきた、いい方法はないのかしら?」

そのいい方法こそアロエベラの利用ですが、その話の前にまずお肌の基本です。

お肌のハリや弾力は何がつくるのでしょうか? もう常識でしょうが、答えはコラーゲンです。

コラーゲンは動物性タンパク質ですが、普通のタンパク質とはかなり性質が違います。牛乳や卵を熱すると固まるように、普通のタンパク質は熱で固まります。

でも、コラーゲンはその逆で、熱すると溶け、冷えると固まるのです。

●お肌の弾力性を生むコラーゲンの秘密

すわり心地のいいソファは、適度の弾力性が秘密です。

硬すぎず、やわらかすぎない気持ちのいい弾力性は、中に組み込まれたスプリングから生まれます。お肌のコラーゲンは、ちょうどソファのスプリングに相当します。

では、コラーゲンの弾力性はどこから生まれるのでしょうか?

その秘密はコラーゲンセンイ。コラーゲンセンイはアミノ酸でできた鎖が3本編まれてできているのです。

——コラーゲンの弾力性の秘密は、アミノ酸の鎖の三つ編みにある

自然界で三つ編みはとても珍しく、コラーゲンだけとされています。

●お肌の潤いにも、コラーゲンの保水力が活躍中

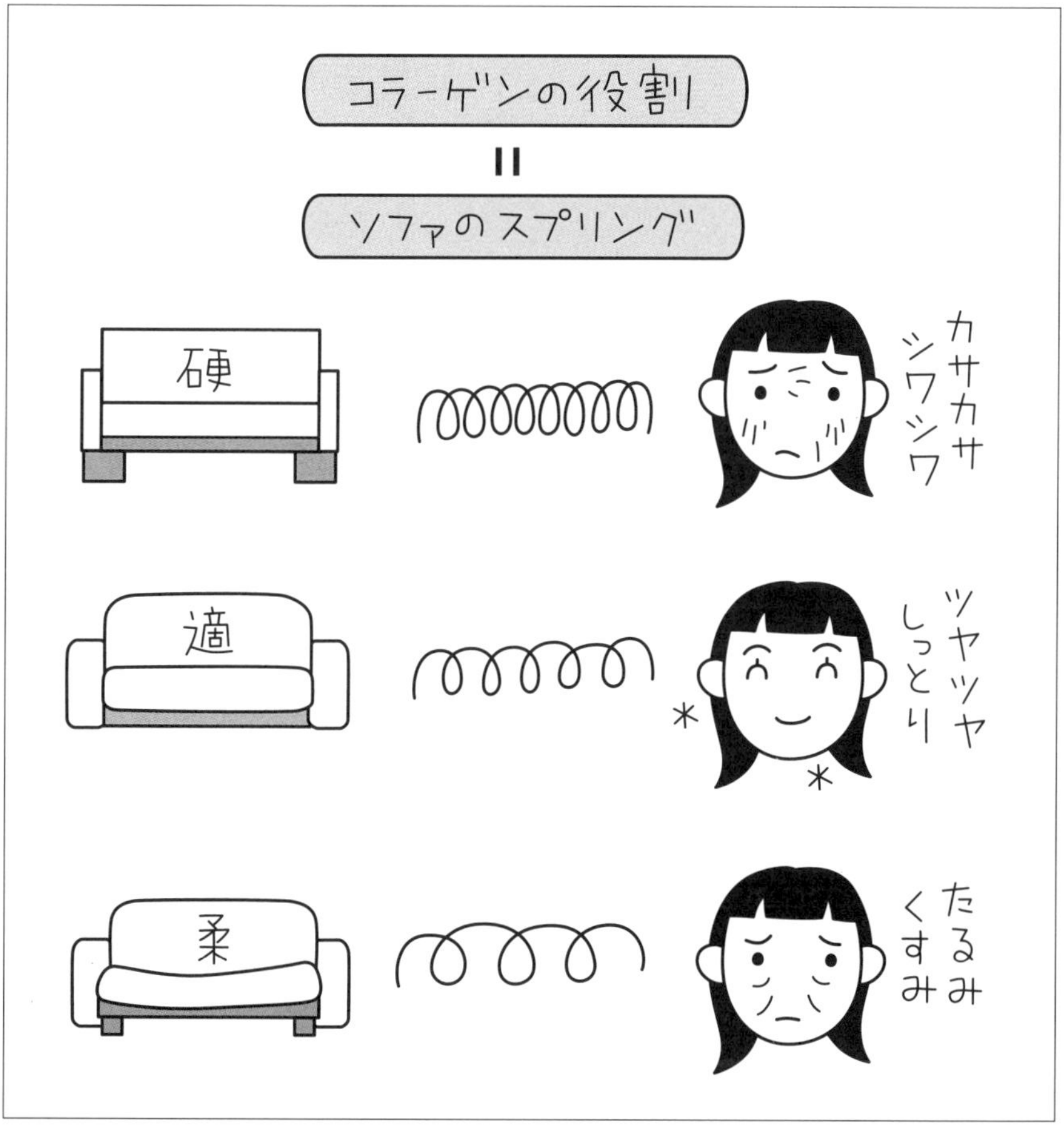

一方のお肌の潤いは、もう水分そのものです。お肌の潤いではヒアルロン酸が有名ですが、コラーゲンも活躍します。ヒアルロン酸と同じく、コラーゲンにも水を保つ働き（保水力）があるからです。

私たちの体の中に、どれくらいのコラーゲンがあると思いますか？

その量は、人間のタンパク質の約3分の1！

人間のタンパク質は体重の15～20％とされていますから、体重50キロの人なら実に3キロほどがコラーゲンになります。

コラーゲンは体のいろいろな場所に存在していますが、やはりコラーゲンが一番豊富なのはお肌。だから、お肌のハリと弾力性、潤いにはコラーゲンなのです。

お肌の新陳代謝がよくなるって？

お肌の新陳代謝は〝皮膚の入れ替わり〟です。普通、28日周期で入れ替わりますが、アロエベラはその周期を整えてくれます。

●お肌（表皮）は四つの層からできている

ここから、お肌（皮膚）へのアロエベラの効果をお話しましょう。

アロエベラは、お肌にいい、いろいろな働きを持っています。その一つが、古い皮膚と新しい皮膚の交代をよくする働きです。

これを新陳代謝《しんちんたいしゃ》と言いますが、私たちがお肌と呼んでいるのは、皮膚の一番外側の表皮という部分です。

表皮の下には二つの部分（真皮と皮下組織）があり、表皮は四つの層（外側から角質《かくしつ》層、顆粒《かりゅう》層、有棘《ゆうきょく》層、基底《きてい》層）からできています。

表皮の細胞は一番内側の基底層でつくられ、次第に外側に押し出されてきます。最後にはがれ落ちる古い皮膚（角質）が「アカ」です。

●健康なお肌は28日周期で新しく生まれ変わる

お肌で大切なことは、外側の古い皮膚がはがれ落ち、内側から新しい皮膚がつくられることです。

皮膚の入れ替わりは普通、28日周期。これが「ターンオーバー」と呼ばれるサイクルです。

このサイクルが正常なら、お肌の入れ替わりもきちんとおこなわれます。でも、紫外線や加齢などで水分を保つ力が低下すると角質が硬くなり、古いお肌がはがれ落ちなくなります。

もし、あなたが同じ年齢のお友達と比べて、「皮膚が老化しているな」と感じるのなら、ターンオーバー（新陳代謝）がうまくいっていないのかもしれません。

そういうときこそ、お肌の新陳代謝をよくするアロエベラの出番です。アロエベラでお肌の新陳代謝が整えられれば、いつも若々しいお肌が保たれるようになります。

お肌の新陳代謝のしくみ

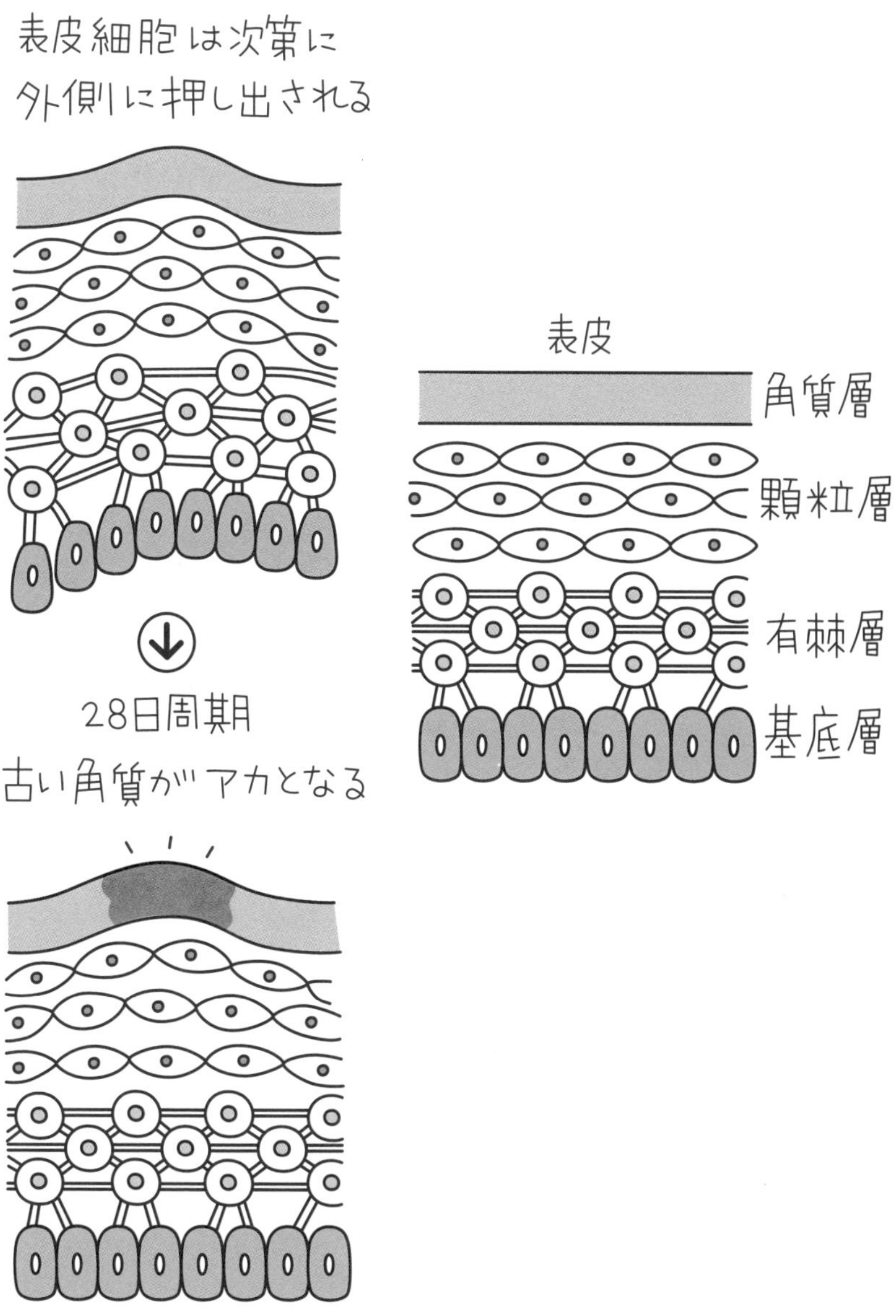

アロエベラでコラーゲンが増加？

皮膚からのアロエベラエキス吸収で、コラーゲンが増えました。口からの摂取でも同じ効果が考えられ、内と外の併用なら効果がアップします。

● なぜ、加齢でハリと弾力、潤いがなくなるの？

「私、コラーゲン配合の化粧品には弱くて、つい手が出るの」

「コラーゲンたっぷりの食べ物と聞くと、つい食べてみたくなるの」

こうした女性は少なくないようです。それもこれも、コラーゲンがお肌のハリと弾力、潤いの元と知っているからでしょう。

私たちの体の中では古くなった硬いコラーゲンが分解され、やわらかくて新しいコラーゲンがどんどんつくられています。

でも、ある年齢になってくると、お肌からハリと弾力性、潤いが失われていきます。年齢とともにつくられるコラーゲンの量も減り、硬くて古いコラーゲンが増えることが原因です。

● コラーゲンを簡単に増やす方法はあるの？

このままでは、お肌のピンチは深刻になるばかりです。

女性なら、「コラーゲンを簡単に増やす方法はないの？」と考えたくなります。

――アロエベラエキスをお肌から吸収させると、コラーゲンがぐんと増えた

この働きはポーランドのワルシャワ医科大学のスタショウ教授が確認したものですが、口からの摂取でも同じ効果が得られます。

そこで、注目はアロエベラを口から摂ることと、外からの併用です。内と外のダブル効果ならコラーゲンがつくられるスピードが上がり、肌トラブルの改善と予防効果がアップします。

● コラーゲンだけを抽出した製品を食べてもコラーゲンは増えない

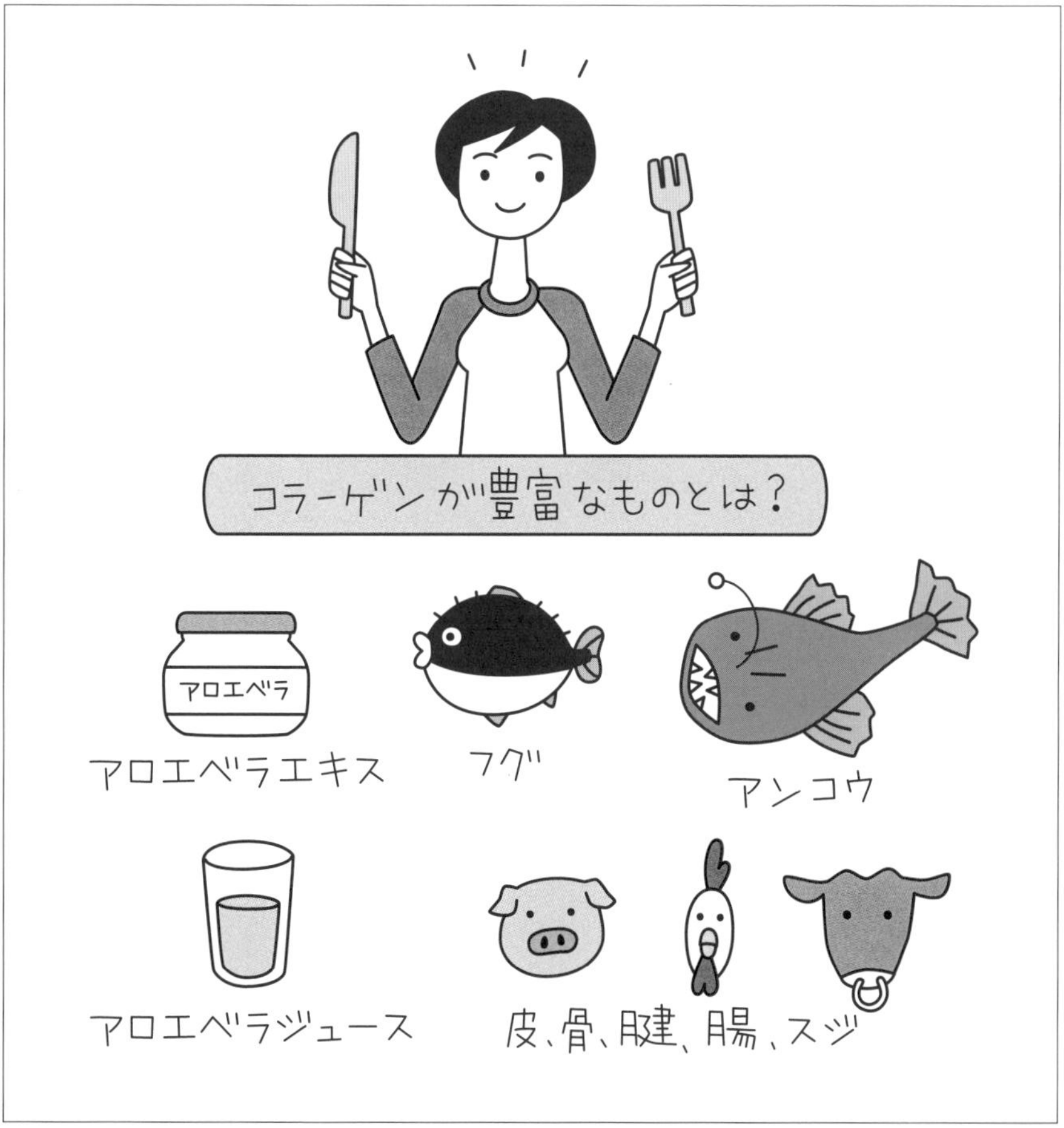
コラーゲンが豊富なものとは？
アロエベラ
アロエベラエキス
フグ
アンコウ
アロエベラジュース
皮、骨、腱、腸、スジ

「コラーゲンだけを抽出した製品やコラーゲン配合の健康食品を食べても、コラーゲンは増えるんじゃないの？」

残念ですが、これは大間違いです。タンパク質のコラーゲンは、体の中でアミノ酸に分解されます。コラーゲンからつくられたアミノ酸は、アミノ酸を必要とする体のいろいろなところで使われます。もう、お分かりでしょう。

――コラーゲンだけを食べても、それがそのままコラーゲンになるとは限らない

コラーゲンを増やしたければ、コラーゲンだけの製品を食べるより、アロエベラを摂って、コラーゲンをつくる働きを高めるほうが賢いのです。

お肌の保水力が高まるのはなぜ？

アロエベラの多糖体は、水分をよく引きつけます。また、コラーゲンを増やしてお肌をシットリさせ、憧れの〝みずみずしいお肌〟をつくります。

●多糖体が水分をよく引きつける

「アロエベラジュースで、お肌がみずみずしくなった」

「アロエベラで、お肌にシットリ感がもどってきた」

女性の方からこんな感想をよく聞きます。

この効果は、アロエベラがお肌に潤いを与える力（保水力）を高めてくれたからです。水分の放出を抑えてくれる働きも、お肌のみずみずしさを高めてくれます。

――アロエベラの保水力の中心は、たっぷり含まれている多糖体。多糖体には水分をよく引きつけるすぐれた性質がある

また、水分が少なくなると、お肌の細胞が硬くくっつきます。アロエベラはその結合力をゆるめ、お肌をシットリさせる働きもあります。

この働きはビタミンA、C、クエン酸、リンゴ酸などのチームワークによるものと考えられています。

そう、お肌への〝シンフォニー・オーケストラ効果〟です。

●増えたコラーゲンも保水力を高めてくれる

アロエベラにあるコラーゲンを増やす働きは前項で述べました。コラーゲンは水分を蓄え、お肌にみずみずしさと潤いを与えてくれます。

コラーゲンセンイは束になって複雑にからみ合い、細胞と細胞の間で、立体的な網の目のようになっています。この網目の中に、水分を含んだ多糖体がたっぷりあれば、お肌は潤い満点です。

――アロエベラを摂るとコラーゲンが増え、立体的な網目の中に、水分をたっぷり含んだ多糖体を抱きかかえるようになる

これがアロエベラでお肌にシットリ感と潤いが増す秘密なのです。

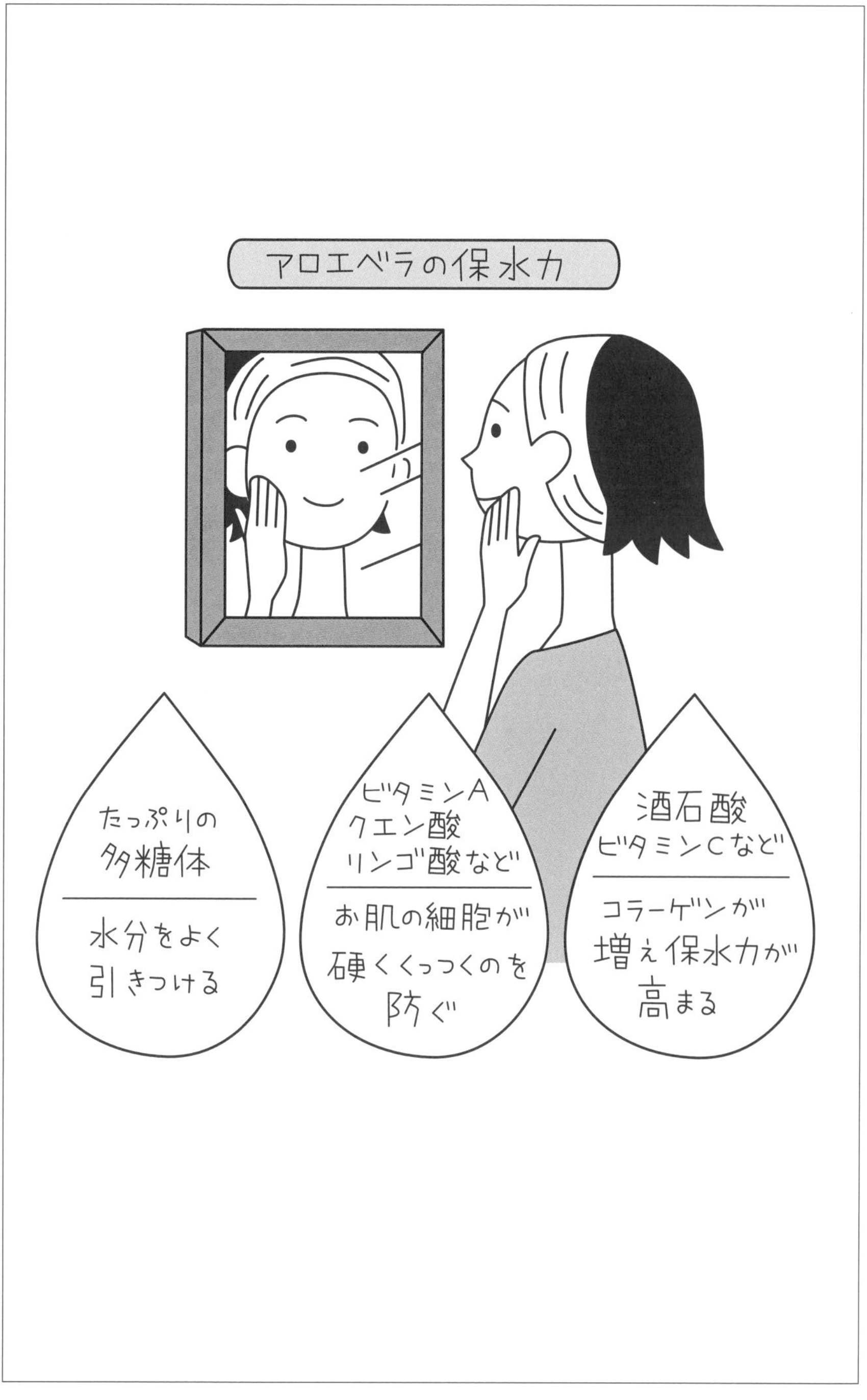
アロエベラの保水力
たっぷりの
多糖体
水分をよく
引きつける
ビタミンA
クエン酸
リンゴ酸など
お肌の細胞が
硬くくっつくのを
防ぐ
酒石酸
ビタミンCなど
コラーゲンが
増え保水力が
高まる

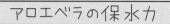

シミや黒ずみができにくくなる？

シミや黒ずみはお肌の透明感を奪い、年齢より老けて見られます。アロエベラは犯人のメラニン色素がつくられないように働き、美白を実現します。

●なぜシミや黒ずみができるの？

カサカサ肌と並んで、シミや黒ずみもイヤなものです。

言うまでもなく、犯人はあのメラニン色素です。紫外線を浴びると、お肌の奥のほうでメラニン色素がつくられます。

「だから、紫外線には気をつけて、UVカット化粧品を使っているの」という人も多いようです。

UVカット化粧品には、SPF指数（サンケア指数）が書かれています。これは効果の目安で、「指数1」は15～25分程度です。その時間をすぎると、UVカット化粧品はカット効果がなくなります。

カギを握るのは、ターンオーバー。ターンオーバーがうまくいっていないとメラニン色素がお肌に残り、シミや黒ずみになってお肌から透明感が失われることになるのです。

●アロエベラの美白効果の秘密

アロエベラにはシミや黒ずみを消し、お肌の透明感を増す美白効果があります。

――アロエベラは紫外線の作用を防止する。それが第一の美白効果

この働きは、マウスで確認されています。実験では、マウスに紫外線を当ててから、シミをつくる薬を塗っています。

そのあと、アロエベラゲルを塗ったマウスと塗らないマウスを比較した結果、アロエベラの働きがハッキリ確認できたのです。

アロエベラの第二の美白効果は、チロシナーゼというメラニン色素をつくる酵素と関連しています。

――アロエベラは、メラニン色素をつくるチロシナーゼの働きを抑える。これが第二の美白効果

主役はアロエシンとその化合物で、アロエシンの美白パワーはビタ

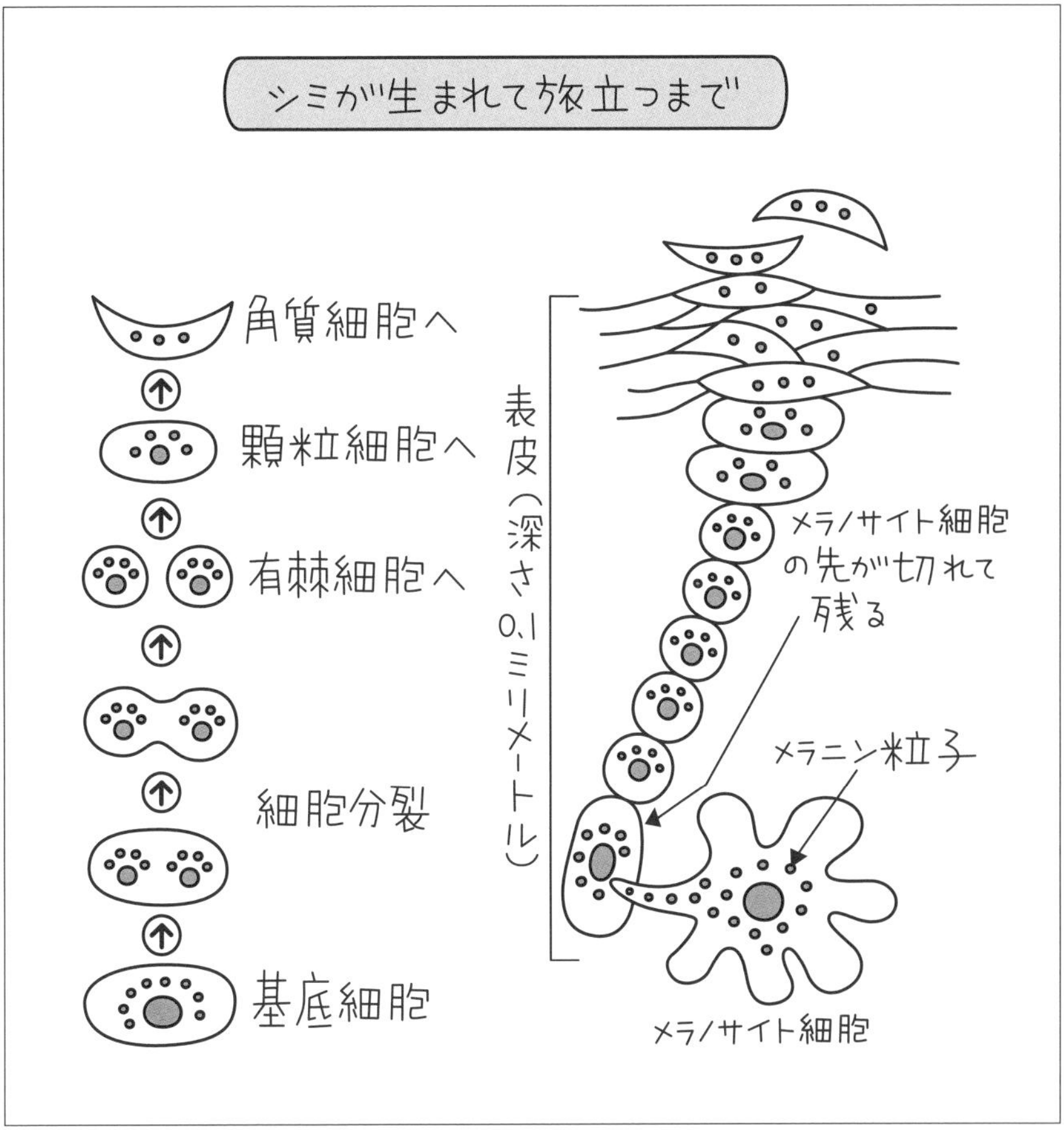

ミンCと同じくらいすごいものです。

すでにあるシミ・黒ずみの解消にも効果が期待できる

シミ・黒ずみの予防だけでなく、アロエベラはすでにできているシミ・黒ずみの解消対策にもなります。

ここで活躍するのは、DNAの合成をうながし、お肌の奥のほうの細胞をどんどんつくる働きです。

お肌の奥のほうの細胞がどんどんつくられれば、メラニン色素はどうなるでしょうか？

ターンオーバーでメラニン色素は皮膚の外のほう外のほうへと運ばれ、アカと一緒にはがれ落ちます。こうなれば、あらわれるのは色白の若々しいお肌。お分かりですね。

光老化って何？　防止するには？

お肌の老化では、活性酸素による光老化も大問題です。アロエベラには活性酸素を消す働きがあり、お肌を守り、素肌力を保ってくれます。

●お肌の老化では、年齢よりも光老化のほうが危ない

お肌の老化現象と言うと、普通、真っ先に年齢を思い浮かべます。

「年だから、お肌も衰えるわよね」

「そうね、もう若くはないものね」

お互いに、こうやって、慰め合う光景も目にします。でも、あなたが同窓会やクラス会で会う昔のお友達の中には、若々しいお肌の人もいるでしょう。

同じ年齢でも、なぜお肌の状態がまったく違うのでしょうか？

お肌の状態にはいろいろな要素があることは知られていますが、一つの答えが光老化です。

――光老化の犯人は紫外線。実行犯は、紫外線で発生する活性酸素

最近では、「加齢よりも光老化のほうがお肌の老化を早める」という説すらあるほどです。

●光老化で、お肌はこう老化する

では、紫外線で体内に活性酸素が増えると、お肌はどう老化するのでしょうか？

活性酸素に攻撃されたコラーゲンやエラスチンは機能を失い、お肌は弾力性を失います。その結果、たるみやシワがつくられます。

保水力を持つヒアルロン酸も、活性酸素の攻撃でバラバラになります。その結果、お肌からみずみずしさが消えることになります。

活性酸素はシミもつくります。細胞膜をつくっている脂質は、活性酸素で過酸化脂質になります。

これがタンパク質と結びつくと、リポフスチンという老化色素になり、このリポフスチンがお肌のシミとなって刻まれてしまうのです。

「なぜか、いつも老けて見られる」こうした方は、光老化を疑ってみてもよいかもしれません。

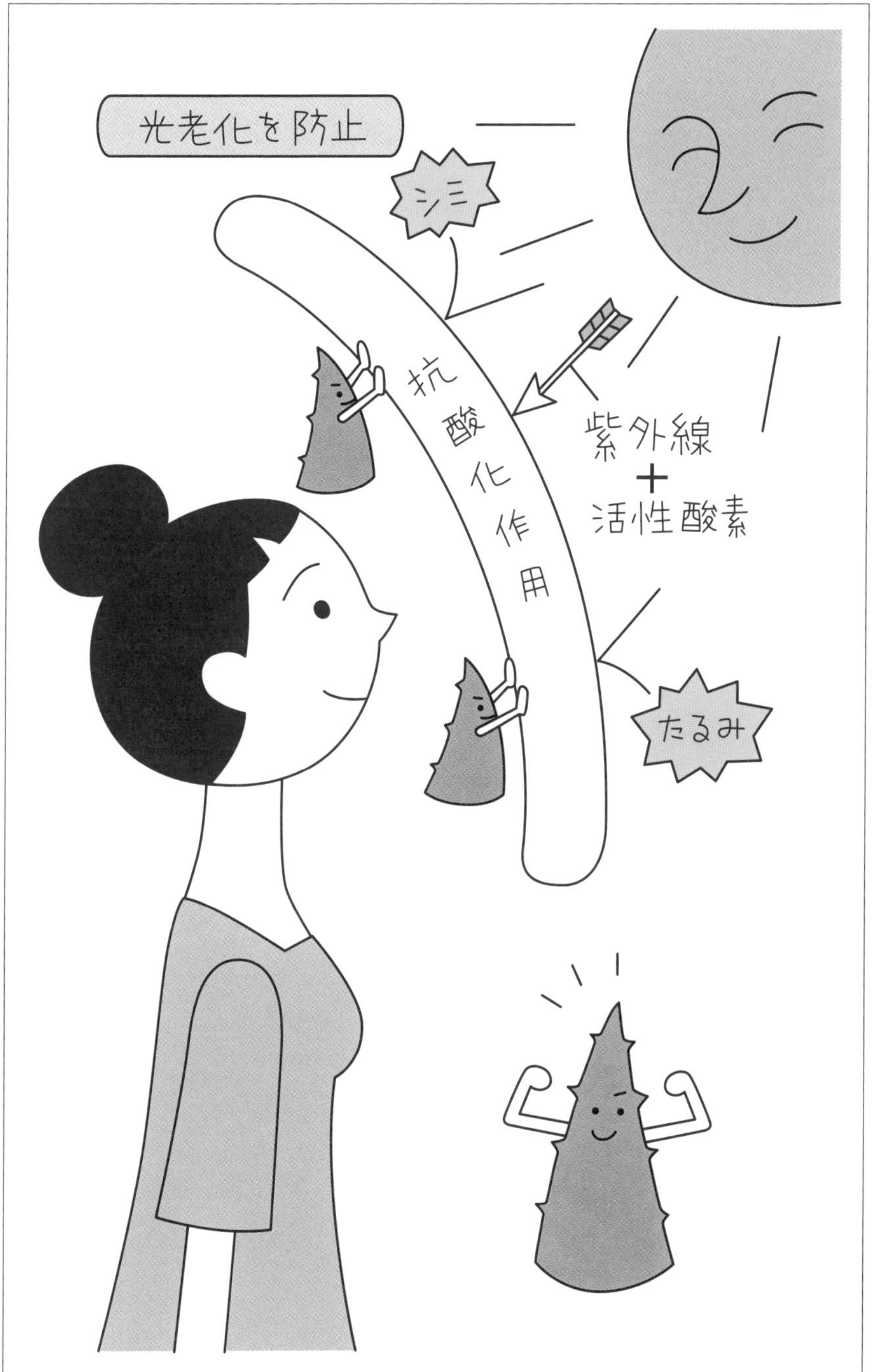
光老化を防止
シミ
抗酸化作用
紫外線
＋
活性酸素
たるみ

気になるニキビ肌もきれいに？

ニキビには細菌性のものと、便秘性のものがあります。アロエベラはどちらが原因のニキビにも効果があり、ニキビの悩みとサヨナラできます。

●脂性肌のニキビは細菌が原因

誰にでも、ニキビの思い出はあるものです。昔から〝青春のシンボル〟というものの、美容上は深刻な悩みです。

ニキビの原因にはいろいろありますが、どちらかというと脂性肌の人に出やすい傾向があります。脂性肌の場合、余分な皮脂が毛穴につまり、細菌が繁殖してニキビができるのです。

――細菌でできたニキビには、アロエベラの殺菌力が働いてニキビが消える

●中年すぎのニキビは便秘によるケースが多い

ニキビは若い人だけにできるわけではありません。中年をすぎても、ニキビができる人がいます。

「この年でニキビができるなんて、まだまだ若い証拠よね」

こんな冗談を言う人もいますが、この場合、便秘などで体内に毒素がたまってできるケースがほとんどです。

あとでお話しますが、便秘はいろいろな病気の原因になります。中年すぎのニキビを軽く考えていると、大変なことになりかねません。

――便秘などが原因でできたニキビには、アロエベラが腸の働きを正常にして便秘を解消し、ニキビがきれいに解消される

●重症のニキビが数日で完治した

ニキビへのアロエベラの効果については、カリフォルニア州・アクネ研究所のフルトン所長の臨床報告があります。この対象は、重症の女性のニキビ患者さん18人でした。

それによれば、一定の治療をおこなったあと、顔にアロエベラゲルを塗り、経過が観察されています。

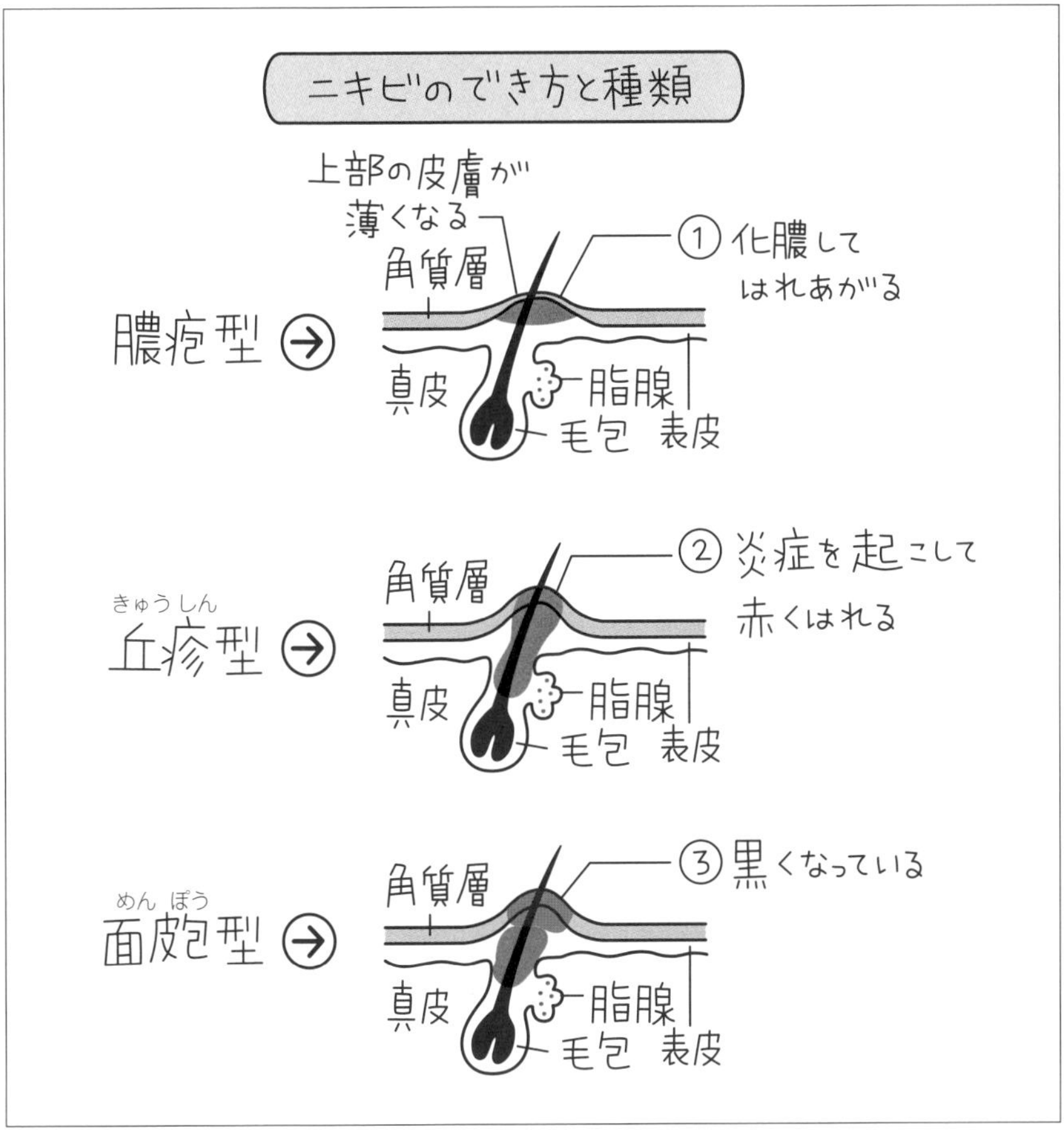

1日後、アロエベラゲルを塗った部分で血管が収縮し、むくみがかなり改善されました。3～4日後、ニキビから浸み出してくる液が少なくなり、外膜が張っているのが認められています。

5～6日後にはお肌の再生が終わり、わずかな期間で重症のニキビが完治したのです。

この報告はアロエベラゲルを塗ったときの効果でしたが、口から摂ったときも作用は変わりません。細菌性・便秘性のニキビのどちらのケースでも、同じような効果が期待できます。

また、アロエベラには皮膚を修復する働きがあり、細菌性・便秘性や年齢にかかわらず、陥没したニキビ跡にもとても有効です。

肌荒れ・手荒れの予防にも役立つ？

肌荒れや手荒れの原因の多くは乾性肌ですが、皮脂を調整するアロエベラの働きで悩みが解決されます。この働きは、〝主婦湿疹〟にも有効です。

●皮脂の分泌が正常になり、肌荒れの予防と解消に役立つ

「私はニキビの悩みはないけど、肌荒れがひどいの」

ニキビは脂性肌の方に多く、肌荒れは乾性肌に多いものです。乾性肌の方は、お肌の表皮の下にある真皮から出る皮脂が不足しています。

アロエベラは、皮脂の分泌を正常にします。その結果、乾性肌に多い肌荒れの予防や解消効果があるのです。杏林大学の長島正浩教授のグループは、アロエ成分を配合したクリームの肌荒れへの効果を証明しています。

ここで、お肌の性質についての誤解に触れなければならないでしょう。

「私は乾性肌だから……」

「私は脂性肌だから……」

よくお肌をこの二つに区別しますが、人の顔には、乾性肌の部分と脂性肌の部分が同居していることが少なくないのです。違う性質が同居しているお肌でも、アロエベラは使えます。

――皮脂が不足している部分には皮脂の分泌をうながし、多すぎる部分では分泌を抑える。それがアロエベラの皮脂の調整作用

このすぐれた働きがあるから、顔に性質の違う部分があっても、気にすることなく、安心して使えます。

●手荒れ予防と解消にも効果が

私が子供だった頃に比べると、便利な家電の普及で、家庭の水仕事はずいぶん減っています。それでも、〝主婦湿疹〟という新しい病気が生まれたように、まだまだ手荒れで困っている方は多いようです。

主婦湿疹（手荒れ）は、皮脂の分泌が少ない人やアトピー体質の人によく起きる皮膚炎です。

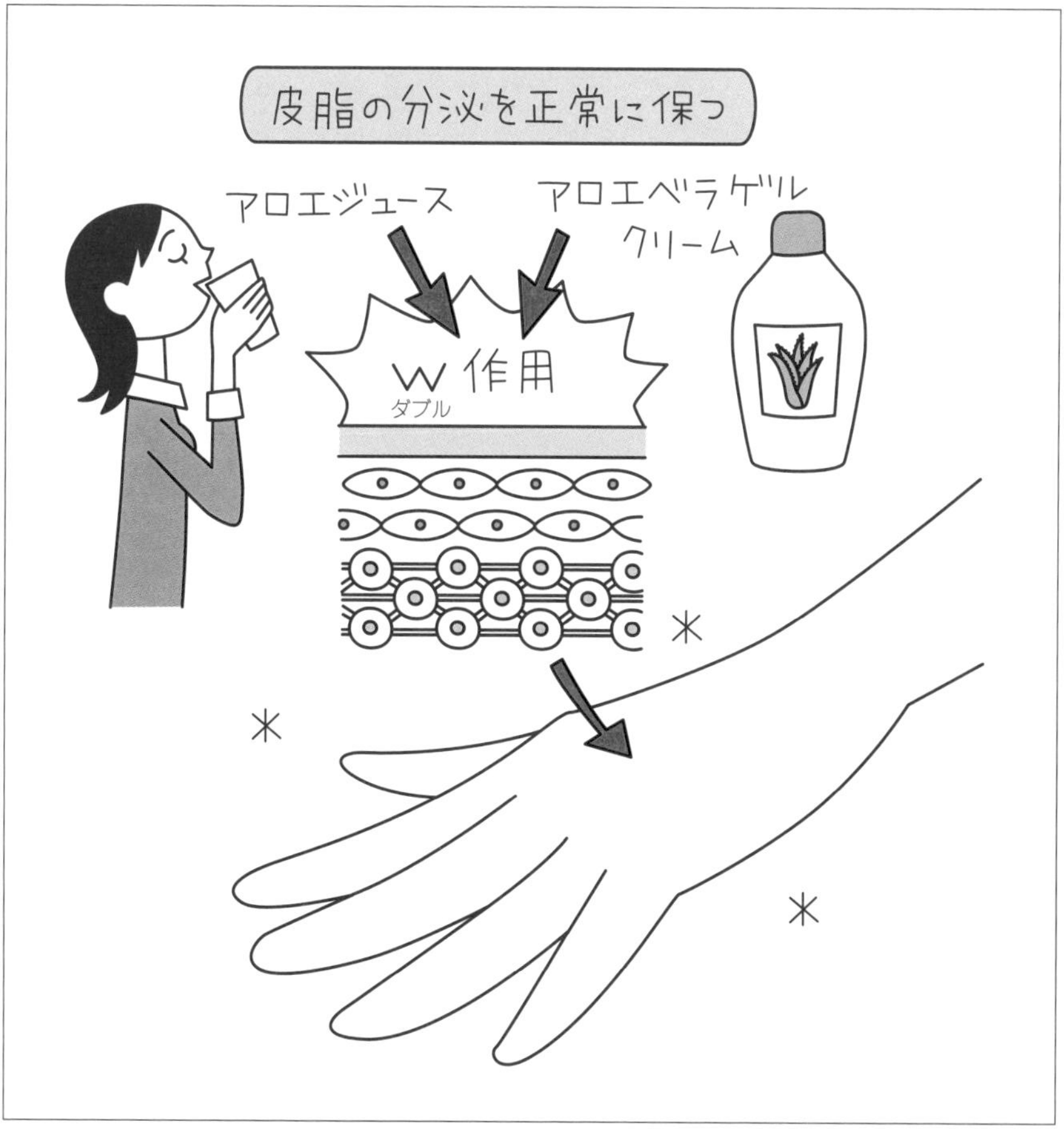

ただでさえ手のひらや指先は皮脂腺が少なく、皮脂不足になりがちです。洗剤やお湯を使うと少ない皮脂が洗い流され、主婦湿疹に悩むことになります。

――皮脂の分泌を正常に調整するアロエベラの働きは、皮脂不足からの主婦湿疹を救ってくれる

アトピー体質のために主婦湿疹が起きた方にも、アロエベラは効果を発揮するでしょう。

――アロエベラの免疫を調整する働きがアトピー体質を改善し、手荒れ改善と予防に役立つ

肌荒れや手荒れでは、アロエベラゲルやクリームを塗り込んだり、ジュースを飲んだりお肌につけると、内と外からのダブル作用で効果的です。

お肌の大敵、便秘も解消できるの？

便秘は腸の中に毒素を発生させ、お肌にトラブルを招きます。アロエベラは腸の働きを正常にし、ぜん動運動が普通になって便秘が解消されます。

●毒素成分がお肌にトラブルを

テレビCMでは、便秘を解消する薬の宣伝がかなり流れています。

便秘症は圧倒的に女性に多く、女性の3人に1人は便秘で悩んでいると言います。

「そんなに多いんだ。安心した」ホッとされた読者も多いかもしれませんが、安心してはいけません。

便秘になると腸の中に毒素成分がたまり、その毒素成分が血液に入り込んで体の全身をめぐります。お肌のトラブルはその結果なのです。

そのほかにも、肩こりや頭痛、高血圧、大腸ガンの原因になったり、ゼンソクやジンマシンなどのアレルギー性の病気や生活習慣病にもかかりやすくなったりします。

便秘は、老化を早める原因にもなります。「たかが便秘」とあなどると、足元をすくわれかねません。

●腸の働きを正常にする作用が便秘に効果を発揮する

便秘の解消には、何が一番大切だと思われるでしょうか？

答えは、腸の働きを正常にすることです。イギリスのコリアー博士とアラブ首長国連邦のアフザル医師は、アロエベラゲルのこの働きを確認しています。

——アロエベラを摂ると腸の働きが正常になり、ぜん動運動がきちんとできるようになる。そのことで便が送り出され、便秘が解消される

腸のぜん動運動を正常にする働きでは、食物センイも見逃せません。アロエベラには、ペクチンやマンナン、セルロースといった食物センイがたっぷり含まれています。

さらに、腸を整える多糖体も豊富です。この相乗作用からも、便秘解消にアロエベラは大きな効果が期待されています。

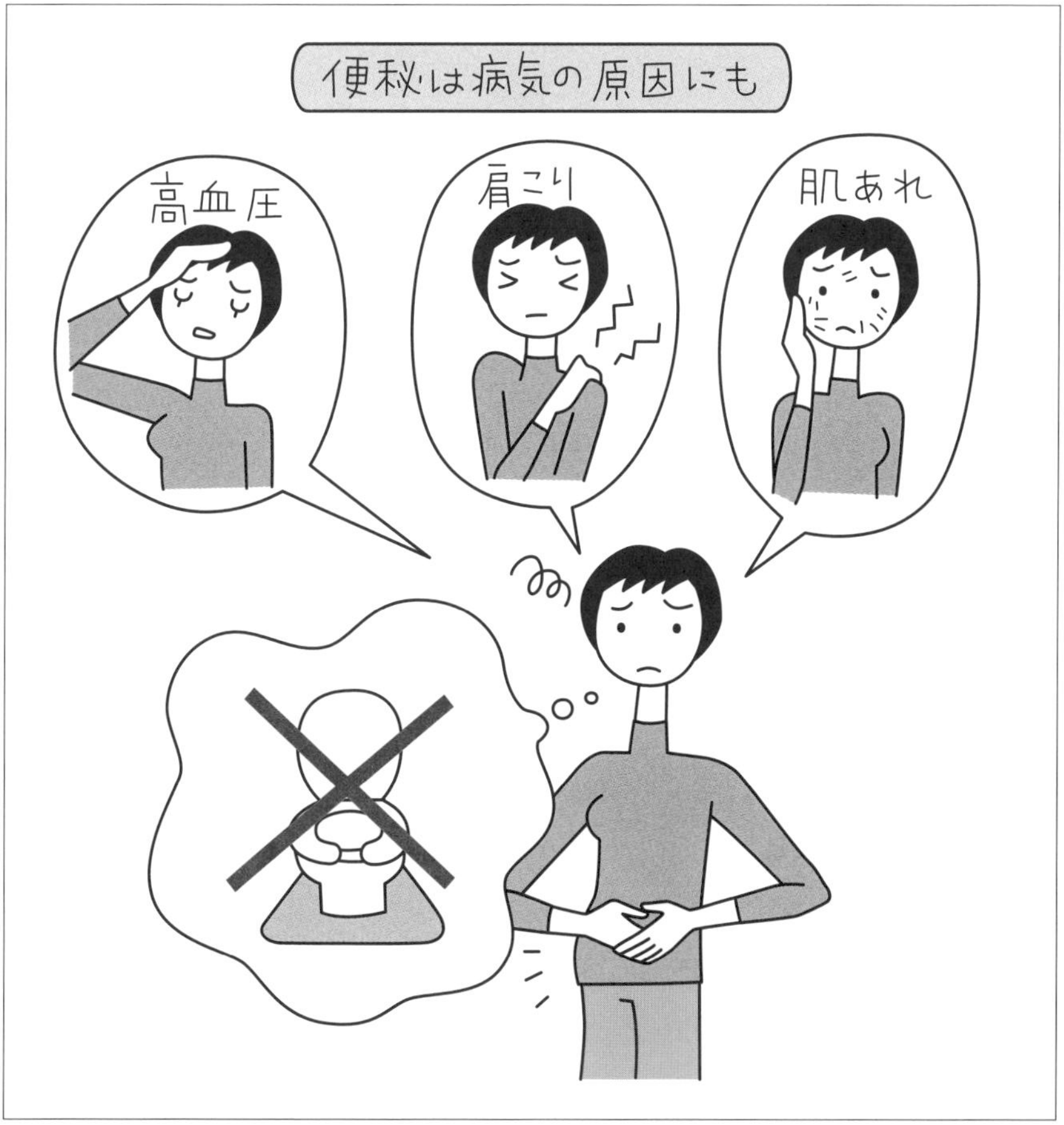

90人中62人に有効だった

アロエベラの便秘への効果は、近畿大学東洋医学研究所の有地教授らが臨床研究で確認しています。

対象は便秘常習者の90人（男性10人、女性80人）で、全員に1錠中にアロエ葉末《まつ》が0・09グラム、日本薬局方アロエ葉末が0・1グラム配合された錠剤を服用させています。

1日2回（朝夕の食事前）に1回3錠、14日間続けたところ、90人中62人に有効（有効率約69％）でした。しかも副作用らしきものは、胃痛が2人、下痢が1人だけでした。

便秘を解消するため、食物センイを積極的に摂っている方もいるでしょう。そういう方には一度、アロエベラをお勧めします。

ストレス解消にも効果があるの？

アロエベラの香りの成分とミネラルには、ストレス解消効果があります。お肌の問題が消えるほか、肩こりがなくなったりもします。

●加齢でストレス抵抗力が低下

美容とアンチエイジングを願う女性にとって、ストレスは強敵です。

私たちがストレスを受けると、ストレスホルモンが分泌されます。同時に、ストレスに対抗するホルモンも分泌されます。

――年齢を重ねると、ストレスホルモンの量が増え、ストレスに対抗するホルモンが減少する

年をとってくるとストレスがなかなか解消できない実感があります

が、ここに理由があるのです。

ストレスは精神的な疲労を招くだけでなく、自律神経のバランスを乱して悪い影響を与えます。

その結果、お肌に悪い影響をおよぼしたり、やる気がなくなったり、イライラしたり、眠れなくなったりして老化を早めることにもなります。

●アロエベラ入浴は〝一石三鳥〟

アロエベラには過敏になりやすい神経をしずめ、ストレスへの抵抗力をつける成分が豊富です。

①過敏になりやすい自律神経をしずめる成分……香りの成分

②ストレスへの抵抗力をつける成分……「抗ストレス・ミネラル」と呼ばれるカルシウムやマグネシウムなど

ストレス解消効果を得るには、ジュースを飲んでもいいですし、ゲルの部分を食べてもよいでしょう。

お風呂はリラックス効果でストレスが解消できますから、ゲルやジュースを入浴剤代わりに加えた〝アロエベラ入浴〟もよいアイデアです。

アロエベラ入浴をすると、お肌から有用な成分も吸収され、美肌と健康効果も得られて〝一石三鳥〟です。

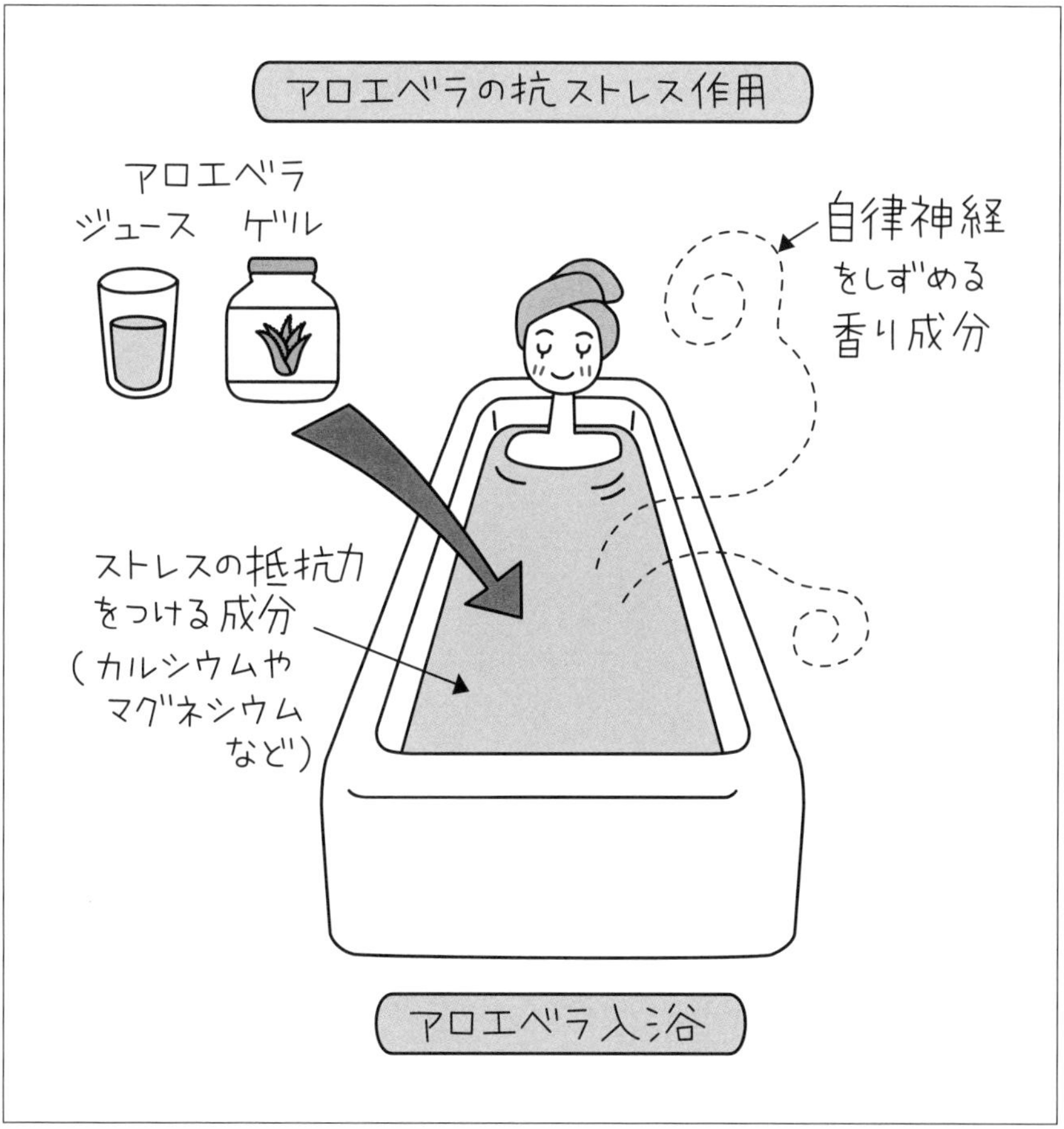
アロエベラの抗ストレス作用
アロエベラ
ジュース
ゲル
自律神経をしずめる香り成分
ストレスの抵抗力をつける成分（カルシウムやマグネシウムなど）
アロエベラ入浴

ストレスが解消されると、肩こり解消などうれしいことが

ストレスが解消されると、肩こりがなくなるなど、お肌以外にもうれしいことがあります。肩こりでは病気が原因になることもありますが、ストレスも大きな原因だからです。

ストレスからの肩こりも、自律神経のバランスの乱れが原因です。自律神経が乱れると首や肩の筋肉の血行が悪くなり、肩こりを起こしやすくなるのです。

アロエベラでストレスが解消されると、自律神経が正常になって肩こりがなくなったり、ラクになったりします。また、血液の循環をよくする働きも、肩こり解消にとても役立ってくれます。

冷え性を治す効果ありって本当？

冷え性では血行が悪くなり、肌トラブルの原因になります。血行をよくするアロエベラの働きは冷え性を改善し、お肌にもいい結果をもたらします。

なぜ、冷え性になるの？

ある統計によりますと、成人女性の2人に1人は、自分が冷え性だと感じていると言います。

冷え性の原因はいろいろありますが、大きな原因は次の二つです。

①自律神経の乱れで血行が悪くなる。とくに細い血管の血行が悪い

②筋肉不足、肝臓・甲状腺・副腎皮質から分泌されるホルモンの働きが足りない

冷え性のお肌への悪影響では、とくに血行の悪さが問題になります。

コラーゲンの材料になるアミノ酸も、細胞の栄養も、酸素もみな血液で運ばれます。血行が悪いとこうした大切なものが不足するようになり、お肌のハリや潤いがなくなったり、細胞の新旧交代が悪くなったりしてしまうからです。

アロエベラのこの働きが冷え性を治す

——冷え性を改善してお肌にいい結果を出すためには、血行を改善することがポイント

アロエベラには細い血管を広げ、血行をよくする働きがあります。全身の細い血管の血行がよくなると、どうでしょう。冷え性が改善されるうえ、若々しいお肌づくりに必要な成分が届けられるようにもなります。

さらに、ストレスの項でお話したように、アロエベラは自律神経のバランスを整えてくれます。この働きで血行と代謝が正常になり、冷え性改善がうながされます。

このダブル効果で冷え性が治れば、栄養も、コラーゲンの材料も十分にお肌に届けられることになり、お肌にいい結果が出ることはお分かりでしょう。

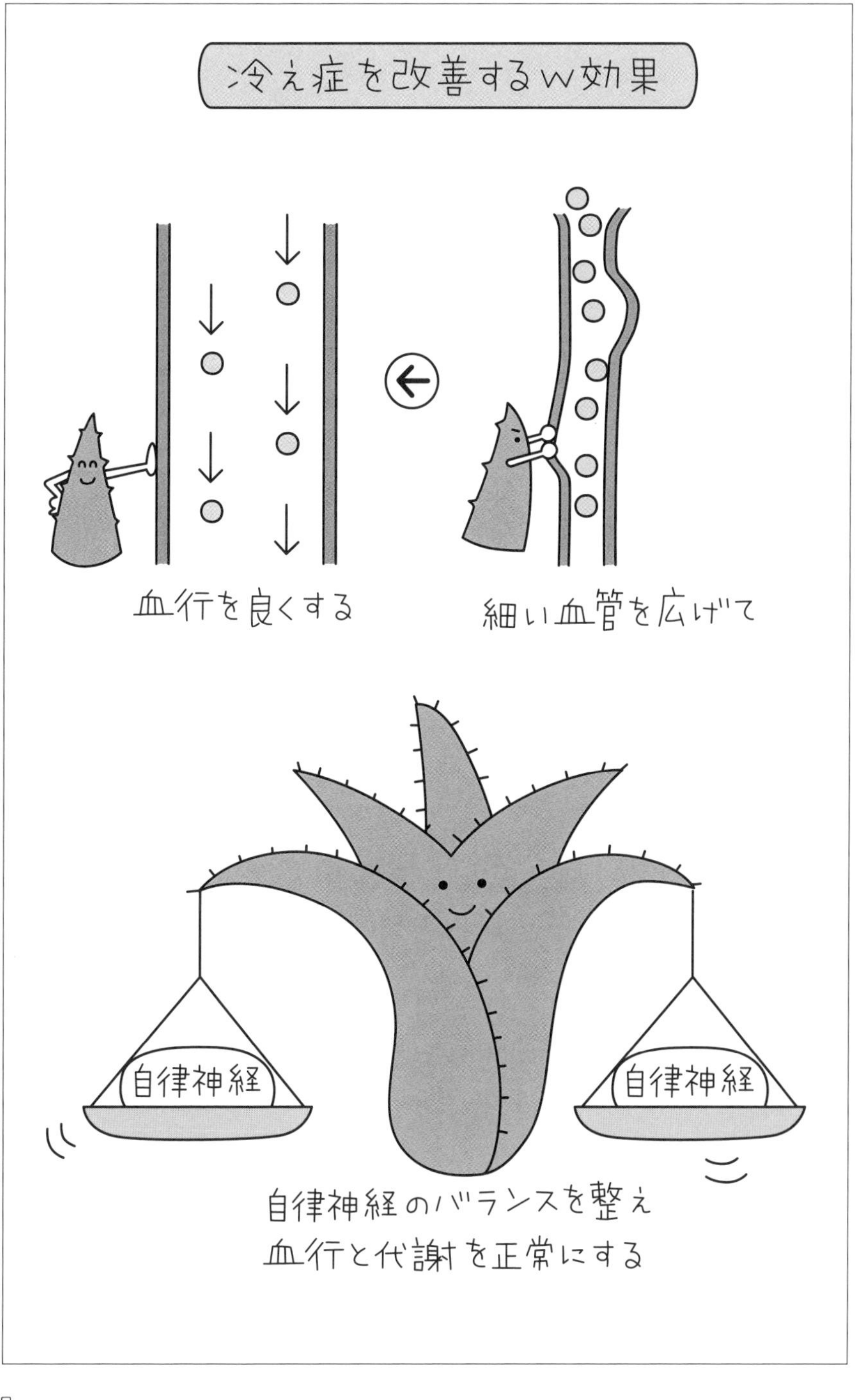
冷え症を改善するW効果
血行を良くする
細い血管を広げて
自律神経
自律神経
自律神経のバランスを整え
血行と代謝を正常にする

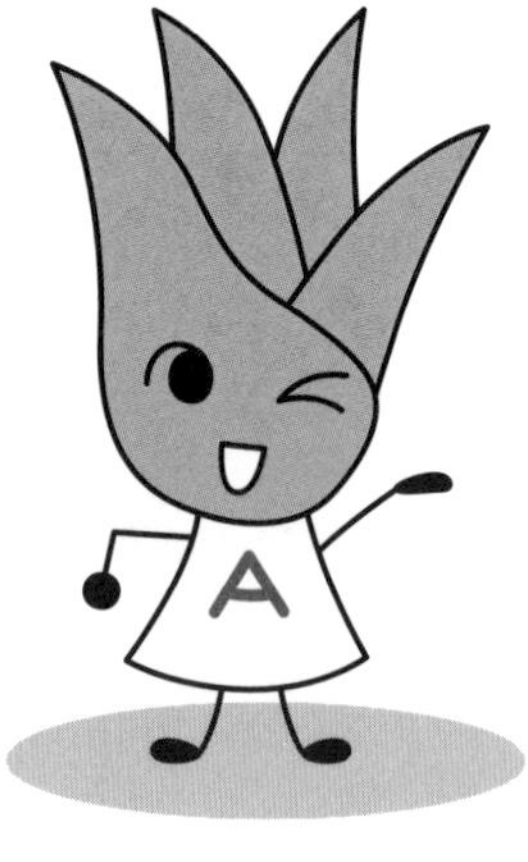

A

第3章

周りがうらやましがる
〝アンチエイジング力〟をつける

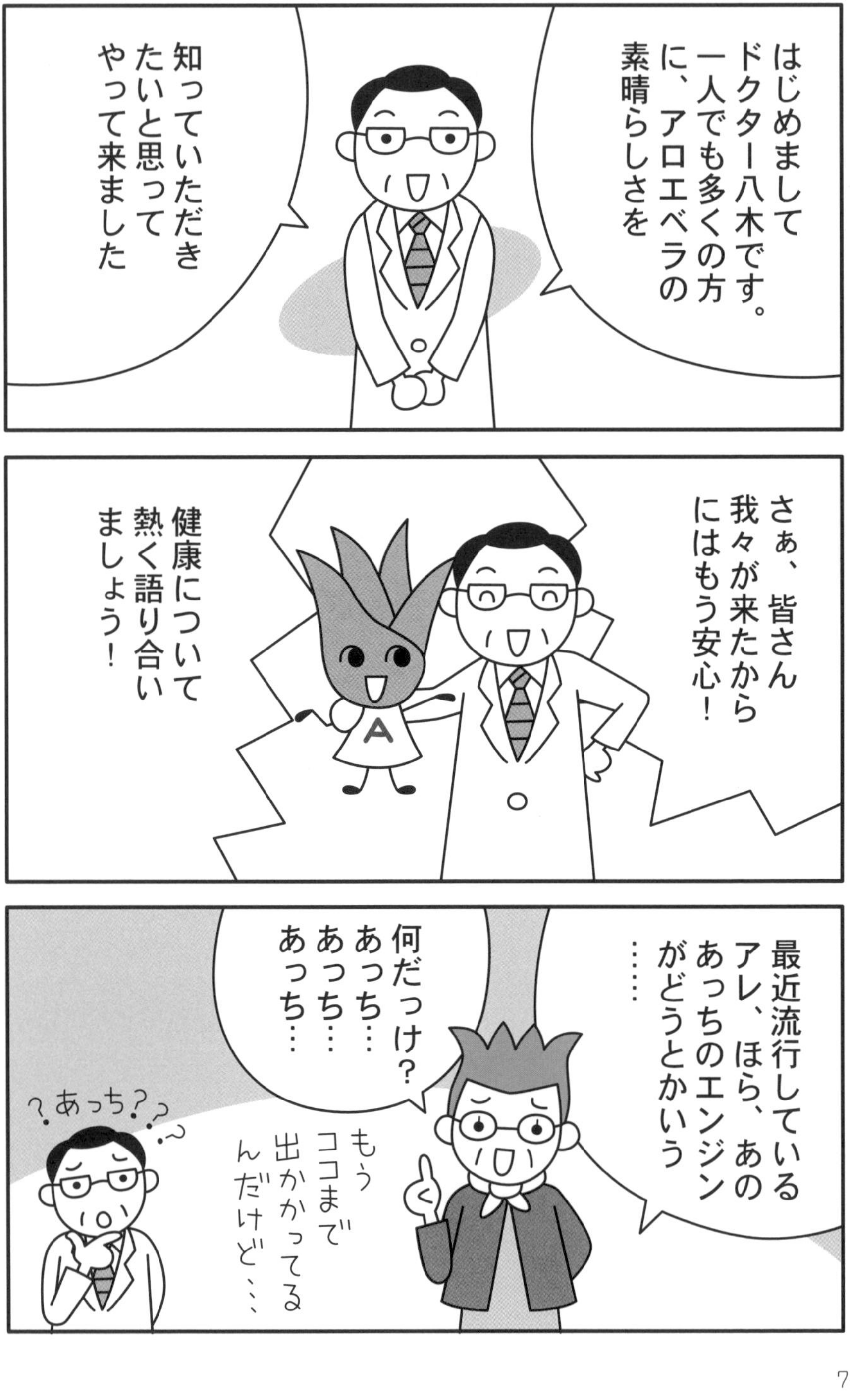
はじめまして
ドクター八木です。
一人でも多くの方
に、アロエベラの
素晴らしさを
知っていただき
たいと思って
やって来ました
さぁ、皆さん
我々が来たから
にはもう安心！
健康について
熱く語り合い
ましょう！
A
最近流行している
アレ、ほら、あの
あっちのエンジン
がどうとかいう
……
何だっけ？
あっち…
あっち…
あっち…
もう
ココまで
出かかってる
んだけど、、
?あっち??

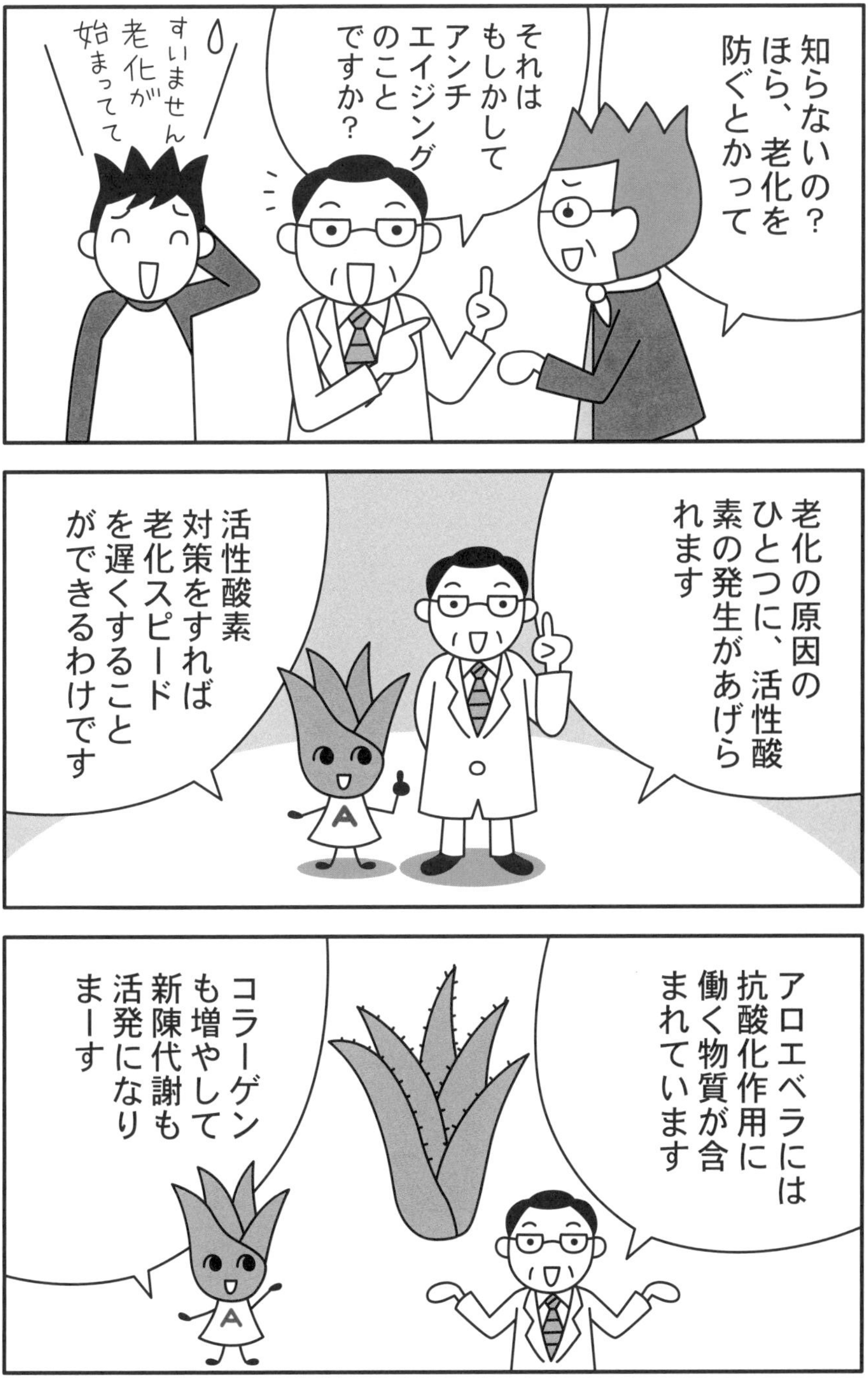
知らないの？ほら、老化を防ぐとかって
それはもしかしてアンチエイジングのことですか？
すいません老化が始まってて
老化の原因のひとつに、活性酸素の発生があげられます
活性酸素対策をすれば老化スピードを遅くすることができるわけです
アロエベラには抗酸化作用に働く物質が含まれています
コラーゲンも増やして新陳代謝も活発になりまーす

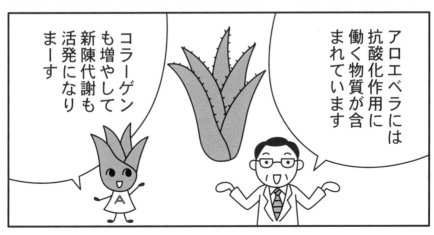

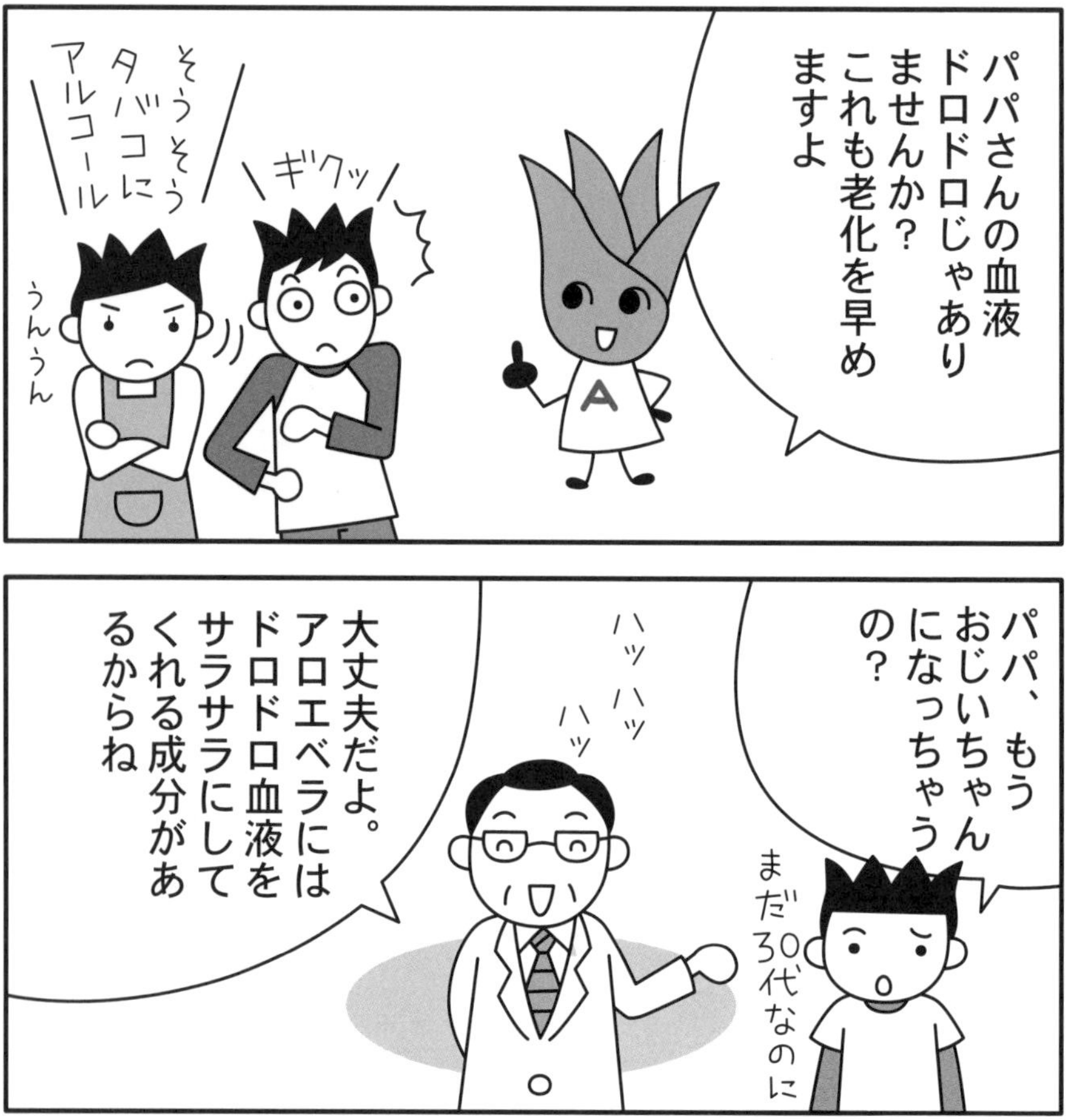
パパさんの血液ドロドロじゃありませんか？これも老化を早めますよ
ギクッ
そうそうタバコにアルコール
うんうん
パパ、もうおじいちゃんになっちゃうの？
まだ30代なのに
ハッハッハッ
大丈夫だよ。アロエベラにはドロドロ血液をサラサラにしてくれる成分があるからね
他にも、アルツハイマーや骨粗しょう症を予防するために重要な役割を果たす成分が
おや私かい？
含まれています。今からアロエベラでしっかり予防するといいですね。

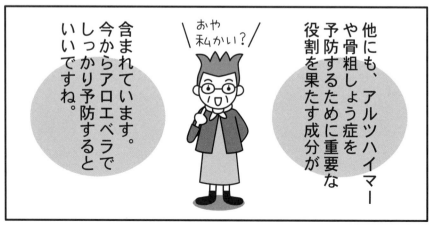

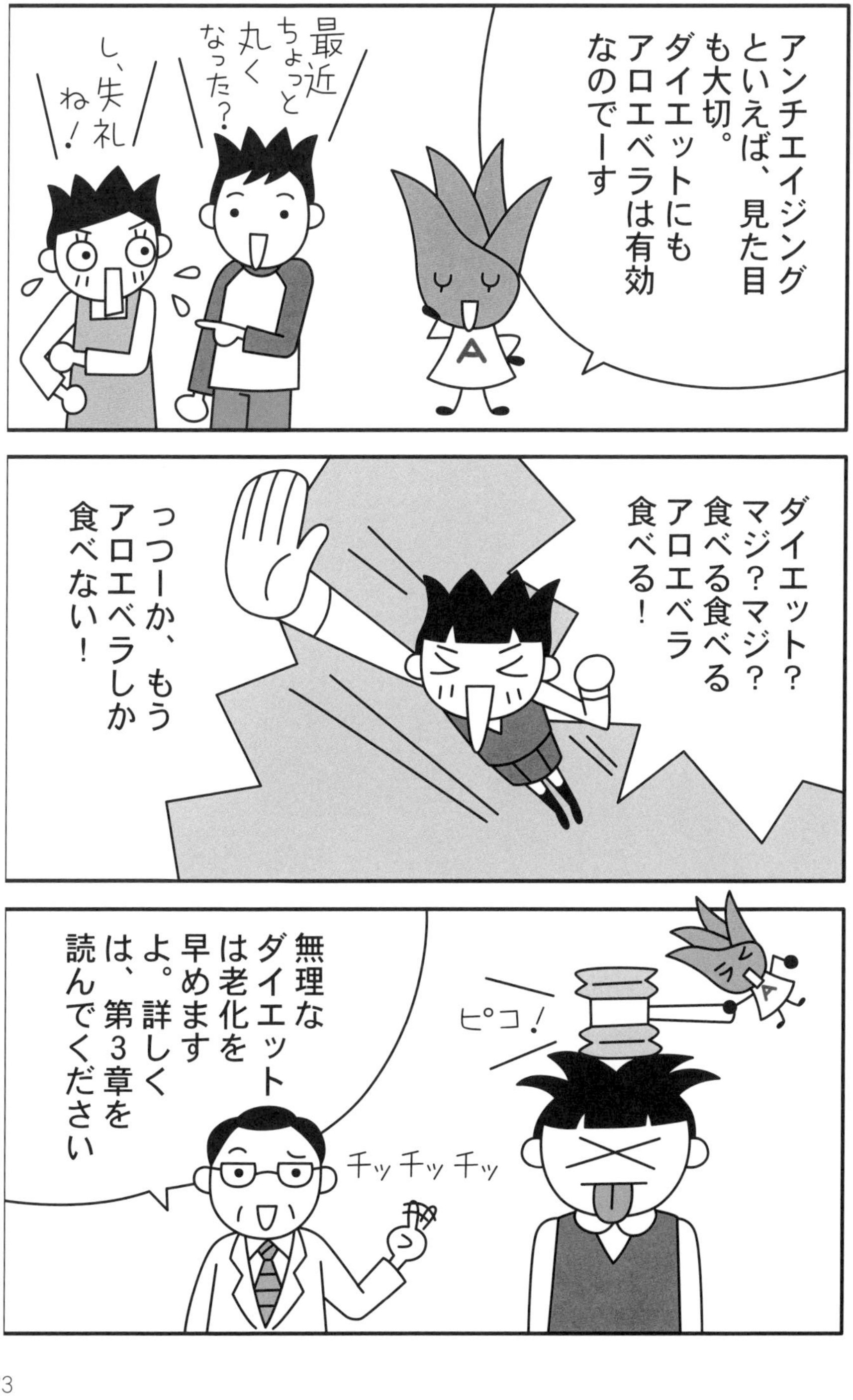
アンチエイジングといえば、見た目も大切。ダイエットにもアロエベラは有効なのでーす
最近ちょっと丸くなった？

し、失礼ね！

ダイエット？マジ？マジ？食べる食べるアロエベラ食べる！

っつーか、もうアロエベラしか食べない！

ピコ！

チッチッチッ
無理なダイエットは老化を早めますよ。詳しくは、第3章を読んでください

老化って一体どういうことなの？

同じ年齢でも見かけに差があるのは、加齢と老化とは違うからです。年齢が上がるほど、実年齢と見かけ年齢との差が大きくなってきます。

●老化と加齢は違う

アンチエイジングを日本語にすると、〝抗老化〟になります。では、老化って何でしょうか？

「若さがうらやましい。昔の自分はあんなにハツラツとしていたのに」

10代、20代のことを思うと、ついこんなグチをこぼしたくなります。

でも、周りを見渡してください。

あなたと同じ年齢か、あなたより年下でも、あなたより老けている方もいるでしょう。逆に、あなたより高齢でも、あなたより若さを発散させている方がいるかもしれません。

いまの話は、この証明です。老化と加齢が同じことなら、同じ年齢なら同じように老化していなければならないはずですから。

――老化と加齢は違う

●実年齢が高くなるほど、見かけ年齢との差が大きくなる

先日、友人と雑談していると、彼がこう切り出しました。

「実際の年齢と見かけの年齢がどう違うか、知っているかい？」

興味のある話です。その友人の話のポイントはこうでした。

①実年齢が25歳前後のとき、見かけ年齢の差はプラスマイナス4歳

②実年齢が35歳前後なら、見かけ年齢の差はプラスマイナス8歳

③実年齢が45歳前後なら、見かけ年齢の差はプラスマイナス12歳

④実年齢が55歳前後なら、見かけ年齢の差はプラスマイナス14歳

本当の年齢が高くなるほど、見かけ年齢の差が大きくなるのです。

もうお分かりでしょうが、この差が老化の程度の差なのです。あなたなら実年齢にプラスがいいですか、マイナスがいいですか？

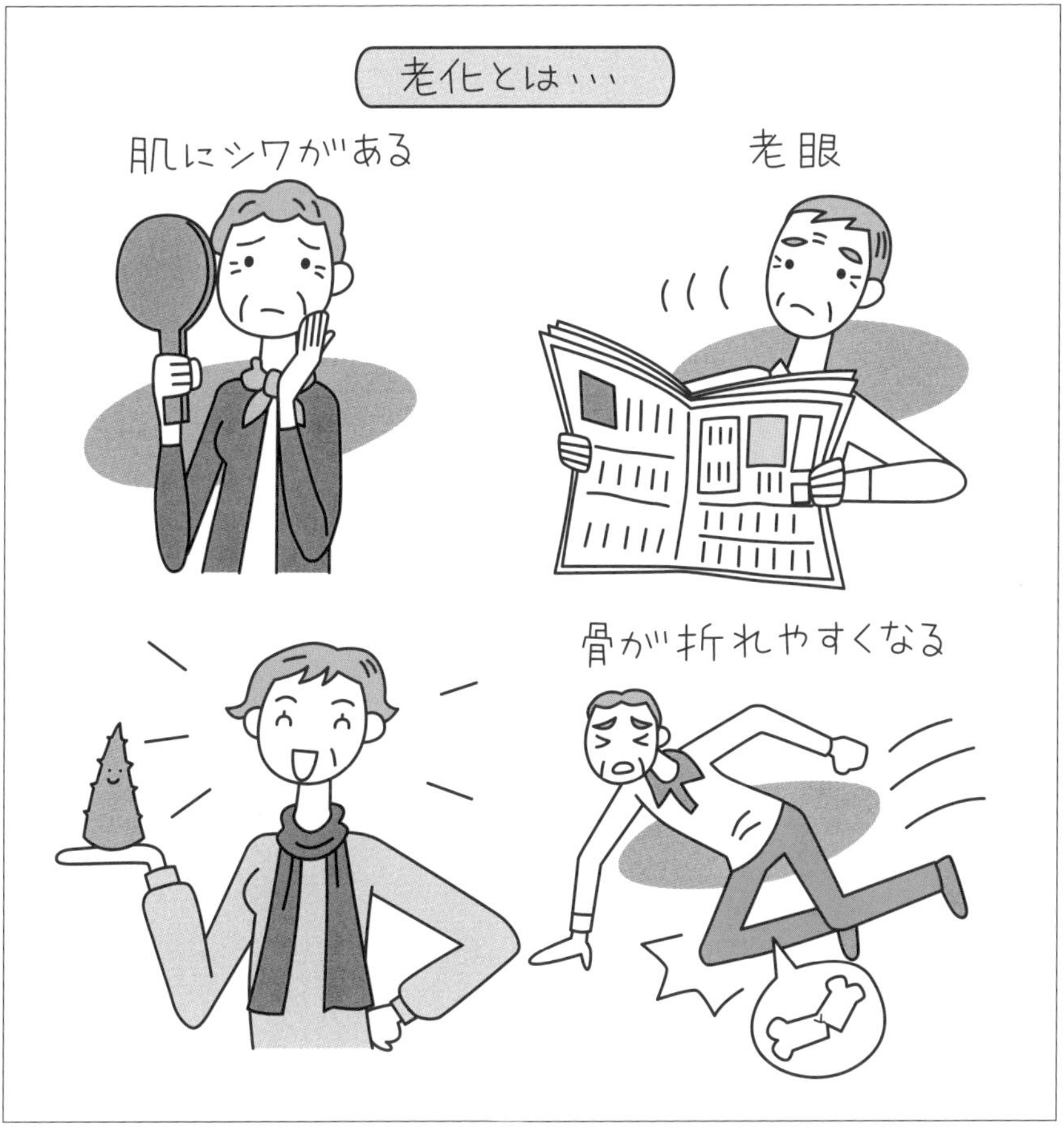
老化とは…
肌にシワがある
老眼
骨が折れやすくなる

老化の正体は？

「じゃあ、老化って何？」

こう聞かれたら、「老化とは年をとることにともなう生理的機能の低下」と答えることにしています。

年をとると、スムーズに働いてくれていた体のいろいろな機能が低下します。これが老化の正体で、そこから体が思うように動かなくなったり、病気になりやすいといった老化現象が起こってきます。

体の機能の低下が避けられないことなら、私は、「素敵に、美しく、うまく年をとってやろう。いつも笑顔を絶やさず、生き生きと、楽しく年を重ねよう」と思っています。

こんな生き方が私の希望ですが、みなさんはどうでしょうか？

なぜ、人間はみんな老化するの？

なぜ老化するのかという問題には、そう簡単に答えることはできません。ただ原因として、遺伝子と活性酸素が関係していることは分かっています。

●老化しない人間はいない

老化の話をすると、次に飛んでくる質問はだいたい予測がつきます。「では八木先生、人間はなぜ老化するのでしょうか？」

この質問を受けると、「きたな」と私は思います。そうは思ってもなかなかいい答えがありませんでしたが、今回、いい答えを発見しました。

――これまで、老化しなかった人間はいないから

どうですか、名解答でしょう。でも、実はこれは慶応大学名誉教授だった林髞《たかし》先生のアレンジです。「死ななかった人間はいないから」学生から「人間はなぜ死ぬのですか？」と聞かれた林先生が、こう答えたというエピソードがあるのです。

●老化遺伝子があるために人間は老化する

老化しない人間はいないとして、では、なぜ年をとると身体の機能が低下するのでしょう？

その原因として大きく二つのことが考えられ、一つが遺伝子です。

私たちの体をつくっている細胞は、分裂を繰り返しています。そのことで新しい細胞がつくられ、いろいろな機能が保たれています。

その情報を持っているのが、DNAの遺伝子です。ただ、遺伝子には老化遺伝子というありがたくない遺伝子があります。

――あるとき、老化遺伝子が細胞の分裂をストップさせる。新しい細胞がつくられなくなって身体の機能が低下する

これが遺伝子による老化説です。

●DNAや細胞をサビさせる活性酸素も原因になる

老化の原因になるもう一つが、光老化の項でもふれた活性酸素です。

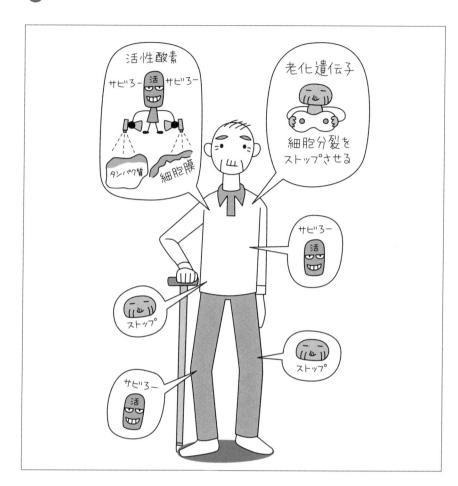

活性酸素の害は、強力な酸化力。酸化力を分かりやすく言うと、ものをサビさせる力です。

――活性酸素は、私たちの細胞の細胞膜やタンパク質をサビさせる。細胞をつくる情報源のＤＮＡもサビさせる

たとえば、細胞膜。細胞膜は脂質でできていますが、活性酸素はこの脂質を攻撃して過酸化脂質に変えてしまいます。

天ぷらを揚げたあと油がいたんで黒ずみ、ドロドロの状態になったようなものです。

――活性酸素でＤＮＡや細胞がサビると細胞は正常に働くことができなくなり、老化が起こる

これが活性酸素による老化説です。

アンチエイジングって何のこと?

簡単に言うと、人があなたを見て「うらやましい」と思える若さと健康です。アロエベラは、この二つの要素を満たす貴重な植物です。

●アンチエイジングとは、〝人をうらやましがらせる若さと健康〟

不老不死の人間はいません。程度の差はあっても、年とともに身体の機能は低下します。

「老化に打つ手はないのですか? 指をくわえて見ているしかないのでしょうか?」

こんな質問もよく受けますが、打つ手はあります。

――時計の針を逆転させることはできないにしても、体の内と外からのケアで、老化を遅らせることは不可能ではない

これがアンチエイジング(抗老化)の本質で、中身は「人をうらやましがらせる若さと健康」です。

私の専門は薬学で、実にいろいろな薬用植物を研究してきました。その中でアロエベラにめぐり合いましたが、二つの大きな魅力から、私はアロエベラの虜になりました。

大きな二つの魅力の一つが、アンチエイジング作用。もう一つが、病気を予防する医学(予防医学=プリベンティブ・メディスン)への効果です。

●アンチエイジングで大事な二つのポイント

私は、アンチエイジングでは二つの要素が大切だと考えています。

①外見も、気持ちも若々しく保ちながら暮らすこと。そのために体の内と外からのケアで、お肌の衰えやいろいろなトラブルを予防し、あるいは解消する

②年をとると健康に支障が出やすくなるが、体の内と外のケアで病気にかかりにくくする

アンチエイジングは、体の健康が基本中の基本ですが、外見も、人間

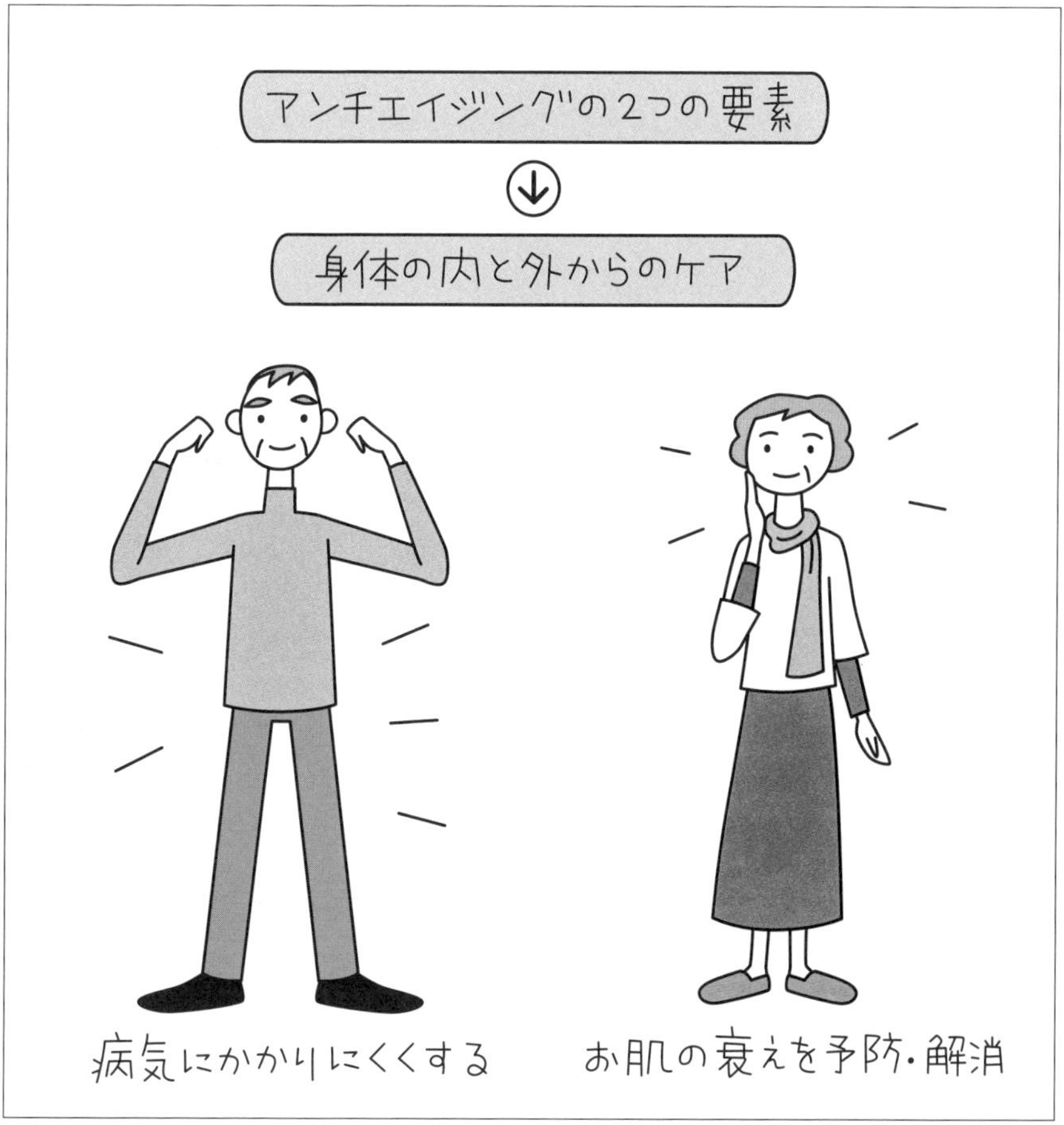
アンチエイジングの2つの要素
身体の内と外からのケア
病気にかかりにくくする
お肌の衰えを予防・解消

の気持ちのありようも大事です。

人間の気持ちと健康の間には、深い関係のあることが証明されています。外見が若ければ気持ちも明るくなり、健康効果が増すのです。

外見の若さやお肌の美しさは、ただの見た目の若さや美しさではありません。気持ちを明るくし、健康に導く大切な要素でもあるのです。

——アロエベラは、アンチエイジングで大事な二つの要素を満たす貴重な植物。アロエベラ以上のアンチエイジングの素材はない

アンチエイジングを願うひとりでも多くの方にアロエベラを知っていただく。同時に、実際にアロエベラでアンチエイジングを実現していただく。私の願いはこの二つです。

老化を早める活性酸素の原因は？

年齢とともに、老化の原因になる活性酸素を消す働きが衰えます。アンチエイジングでは、活性酸素への対策が重要なポイントになります。

● 呼吸でも活性酸素が発生する

身体の機能の低下（老化）には大きく二つの原因があり、一つが活性酸素でした。

活性酸素を大量に発生させる原因にはタバコ、食品添加物、農薬、薬、排気ガス、紫外線、放射線、ストレス、激しい運動などがあります。

「では、これらに気をつければ、活性酸素は大量に発生しなくなるの？」

そう思いたいところですが、そうは問屋がおろしてくれません。

私たちは呼吸しなければ生きていけませんが、実は、呼吸でも大量の活性酸素が発生するのです。取り入れた酸素の２％ほどが問題の活性酸素に変わってしまうのです。

● 呼吸で、1日に60リットル以上の活性酸素が発生している

ちょっと計算してみましょう。

人間の呼吸は、1分間に20回前後です。1日の呼吸数は、20（回／分）×60（分）×24（時間）＝２８８００（回）になります。

1回の換気量は約0・5リットルで、空気中の酸素濃度は約21％。1日に吸う酸素量は、２８８００（回）×0・5（リットル）×0・21＝３０２４（リットル）になります。

最後の計算です。呼吸から発生する1日の活性酸素の量は、３０２４（リットル）×0・02＝60・48（リットル）にもなるのです。

では、1年では、5年では、10年では、果たしてどれだけの活性酸素が発生するのでしょうか？　時間がある方は電卓でも叩いてみてください。

● 40代から抗酸化力が落ちる

これだけの活性酸素が発生する

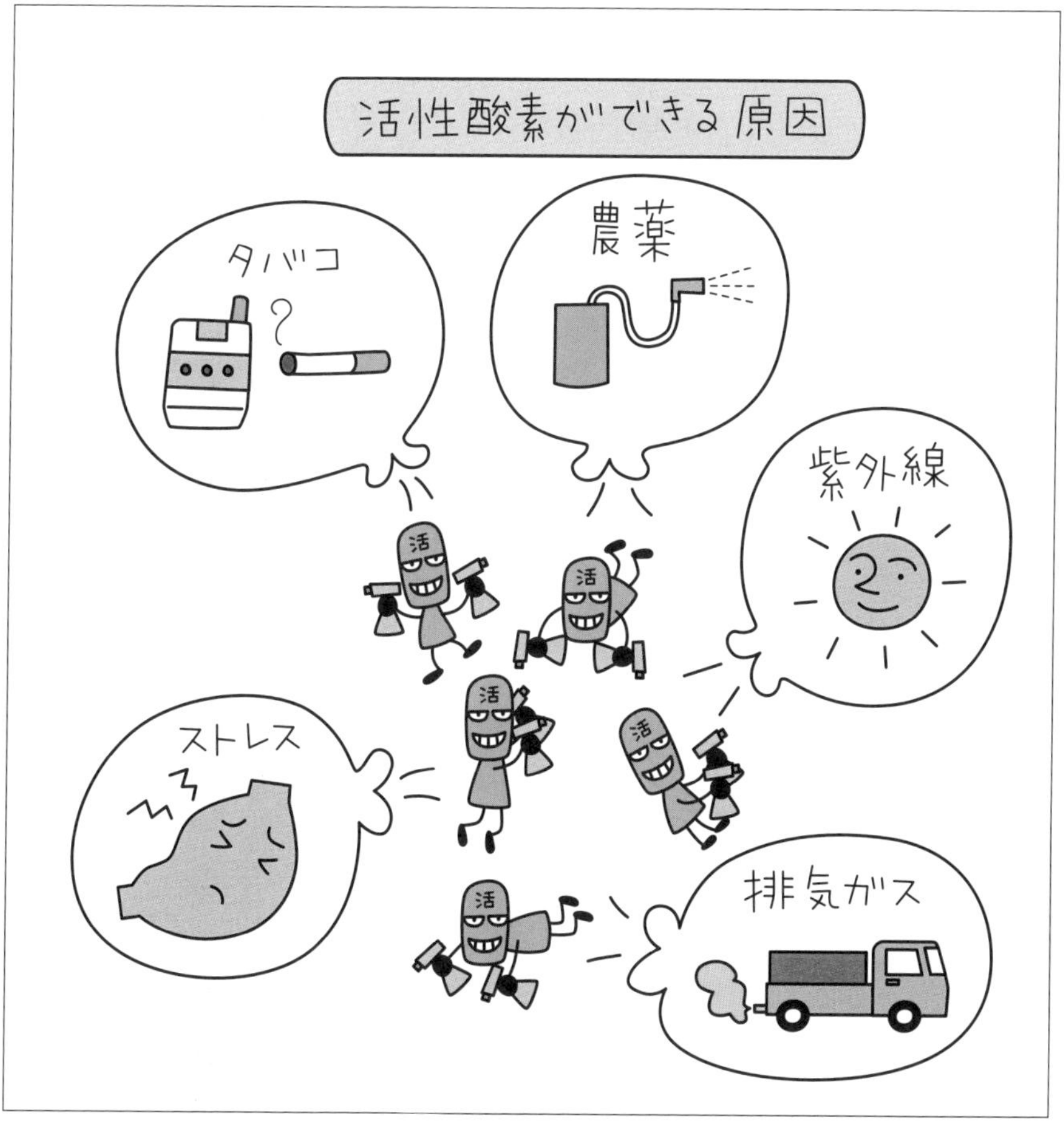

と、私たちは活性酸素のなすがままに任せるしかないのでしょうか？

いいえ、私たちの体は活性酸素に無力ではありません。体の中でＳＯＤ、カタラーゼ、グルタチオンペルオキシダーゼなど、余分な活性酸素を消してくれる物質（抗酸化酵素）がつくられているのです。

これらの酵素がきちんとつくられて働いていれば、健康にも、アンチエイジングにも明るさが見えます。

――問題は、40歳代から抗酸化酵素の代表であるＳＯＤの量が減り、抗酸化力が低下すること

老化の実感、体の不調はちょうどこの年代から増加します。老化遺伝子はさておき、アンチエイジングでは、老化を早める活性酸素の対策がキーポイントなのです。

どうするの？　アンチエイジング

アンチエイジングでは細胞への栄養補給、活性酸素対策、コラーゲンを増やすことが大事です。アロエベラはこの三つの働きをサポートします。

●有害な活性酸素を消す

前項では、アンチエイジングには活性酸素対策がキーポイントと言いました。

「アロエベラは、活性酸素対策に役立つの？」

はい、役立つのです。

1993年から始まった、テキサス大学の「アロエベラ・プロジェクト」に私が参加したときのことです。

私はアロエベラからSOD様物質（SODと同じような働きをする物質）を取り出すことに成功しました。SODは抗酸化作用にすぐれた物質です。

そのほか、アロエベラには活性酸素を消す酵素・カタラーゼのほか、ビタミンA、C、Eなども含まれています。亜鉛や鉄、マンガン、マグネシウムなどのミネラルも、抗酸化作用を助けます。

アロエベラを摂っていれば抗酸化で働く物質が補給でき、加齢で弱くなる活性酸素への対抗力が補えます。アンチエイジングへの強力な助っ人というわけです。

●細胞に必要な栄養をきちんと配給して機能を高める

老化では、細胞の衰えが最大の原因です。そこで、こうなります。

――アンチエイジングでは、細胞に必要な栄養をきちんと配給して、細胞を元気に、生き生きとさせておくことが大事

そのために、アロエベラは格好の素材です。アロエベラには、「生命の鎖」をしっかりつなぐほとんどの栄養素のほか、特有の有用な成分もたっぷり含まれています。

とは言え、栄養の基本は毎日の食事です。栄養バランスのよい食事で、老化防止の基礎をつくってください。

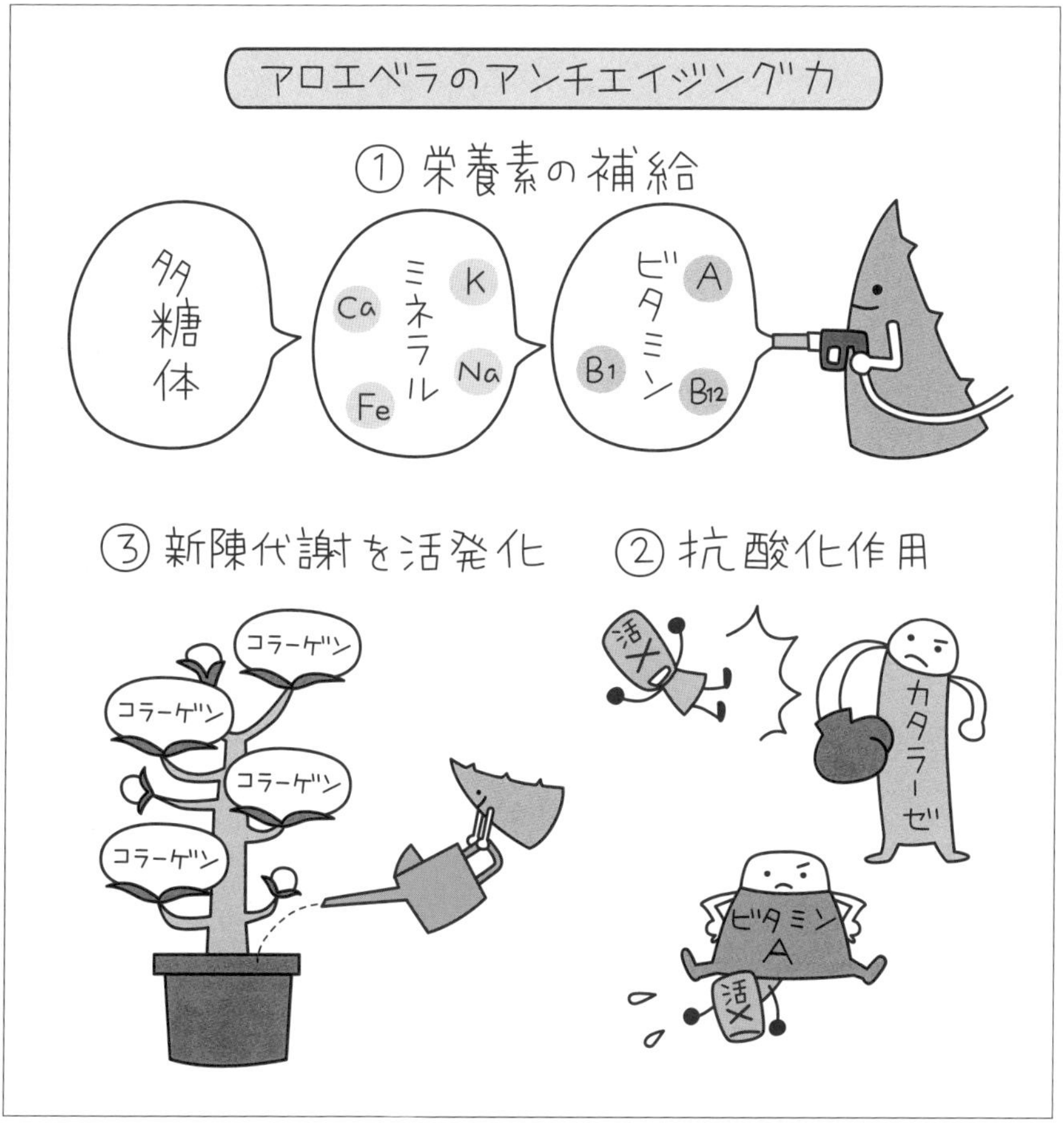

コラーゲンを増やして新陳代謝を活発にする

コラーゲンも、アンチエイジング力をつける大切な成分です。お肌にいいだけでなく、細胞の新陳代謝を活発にする働きもあるからです。

私たちの全身の細胞が元気でいるためには、栄養が必要です。毛細血管で運ばれた栄養は、コラーゲンを通して細胞の中に入っていき、老廃物の回収では、逆のルートをたどります。

コラーゲンは、栄養の水先案内人のようなものです。年をとると、つくられるコラーゲンの量が減りますが、アロエベラにはコラーゲンをつくる能力を高める働きがあり、細胞を元気にしてくれるのです。

サラサラ血液は老化防止に大切？

ドロドロ血液になると、細胞が弱って老化が早まります。アロエベラは血液をサラサラにするとともに健康な赤血球もつくり、細胞を元気にします。

●ドロドロ血液は老化を早めるほか、いろいろな病気の原因にも

アンチエイジング力では、血液にも目を向けたいものです。

よくサラサラ血液とドロドロ血液と言われますが、サラサラ血液のほうがいいのは常識です。

では、なぜドロドロ血液はまずいのでしょう？

――ドロドロ血液になると、酸素不足や栄養不足から細胞が衰える。その結果、身体の機能が低下して老化が早まる

いくらアンチエイジングを実現しようとしても、こんな血液で願いがかなえられるわけはありません。

また、血行が悪いと慢性的な頭痛、冷え性、肩こり、高血圧、動脈硬化、心臓病といった病気にかかりやすくなったり、認知症や脳卒中まで関係してくる恐れがあります。

――血液はサラサラにしておく

アンチエイジングを願うのであれば、これがとても大切な考え方になるのです。

●なぜ、血液がドロドロになるの？

「ドロドロ血液って、イメージでは分かりますけど、どんな血液なのですか？」

ドロドロの正体は、赤血球同士がくっついた赤血球のかたまりです。

赤血球がくっつくのは血液が汚れたためで、活性酸素、肉や脂肪の多い食事、運動不足やストレスなどが原因と考えられます。

血液をドロドロにしないためには、生活習慣の見直しが必要ですし、活性酸素への抵抗力をつけることも大切です。

アロエベラには活性酸素を消す働きがあり、ドロドロ血液をサラサラ血液に変える大きな手助けをしてくれます。

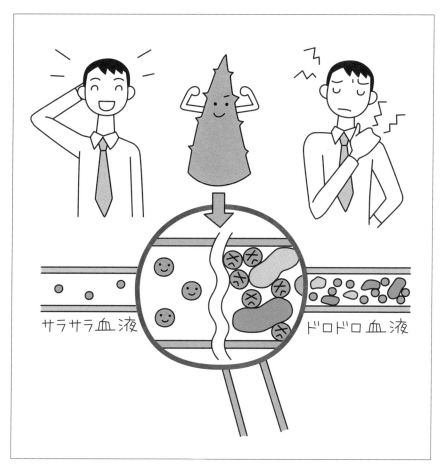

健康な赤血球づくりも大切

アンチエイジングでは、健康な赤血球も大事です。健康な赤血球が増えれば、運ばれる酸素の量が増え、細胞は元気に活動できるからです。

健康な赤血球づくりではビタミンM（葉酸）、ビタミンB_{12}などが、実際に酸素を運ぶヘモグロビンをつくるには、鉄とビタミンB_6が必要です。その鉄とヘモグロビンを結びつけるには銅も大切です。

アロエベラには、必要なこれらがすべて含まれています。アロエベラを摂っていると健康な赤血球がつくられ、細胞が元気になります。元気な細胞は、アンチエイジングの原点です。アロエベラは、その原点でしっかり働いてくれるのです。

腸の善玉菌はアンチエイジング力？

あまり言われませんが、腸に悪玉菌が増えると老化が進行します。アロエベラの多糖体は善玉菌を元気にし、アンチエイジングを助けてくれます。

●悪玉菌が増えると老化が早まる

アンチエイジングでは、腸の状態にも要注意です。その理由がお分かりになりますか？

「細胞を元気にするには栄養が大事。その栄養を吸収するのは腸だからでしょうか……」

それも答えの一つですが、私たちの腸内には、「腸内細菌」と呼ばれる細菌が住み着いています。その細菌と老化には深い関係があるからです。

腸内細菌の種類は約100、数は100兆個とも言われていますが、善玉菌（ビフィズス菌が代表）と悪玉菌（ウェルシュ菌など）に分かれます。私たちの味方になるのは、もちろん善玉菌です。

①腸内の腐敗を防ぐ
②病原菌の感染から守る
③腸の運動をうながし、便秘を防ぐ
④ビタミンをつくる
⑤免疫力を調整する
⑥発ガン物質を分解する

これらが善玉菌の働きで、健康とアンチエイジングの味方ということが一目瞭然です。

善玉菌と悪玉菌は、いつも勢力争いをしています。悪玉菌が優勢になると腸の中で腐敗物質がつくられ、血液で全身をめぐります。

その結果、高血圧、頭痛、肩こり、耳鳴り、めまい、冷え、便秘、下痢などが引き起こされたり、老化が早まったり、老化の進行スピードが速くなったりするのです。

●多糖体が善玉菌を増やす

赤ちゃんの場合、ビフィズス菌が99％を占めます。成長するにつれてビフィズス菌は減り、60歳ぐらいになると、なんと30％以下にもなるのです。そこにつけ込んで悪玉菌がど

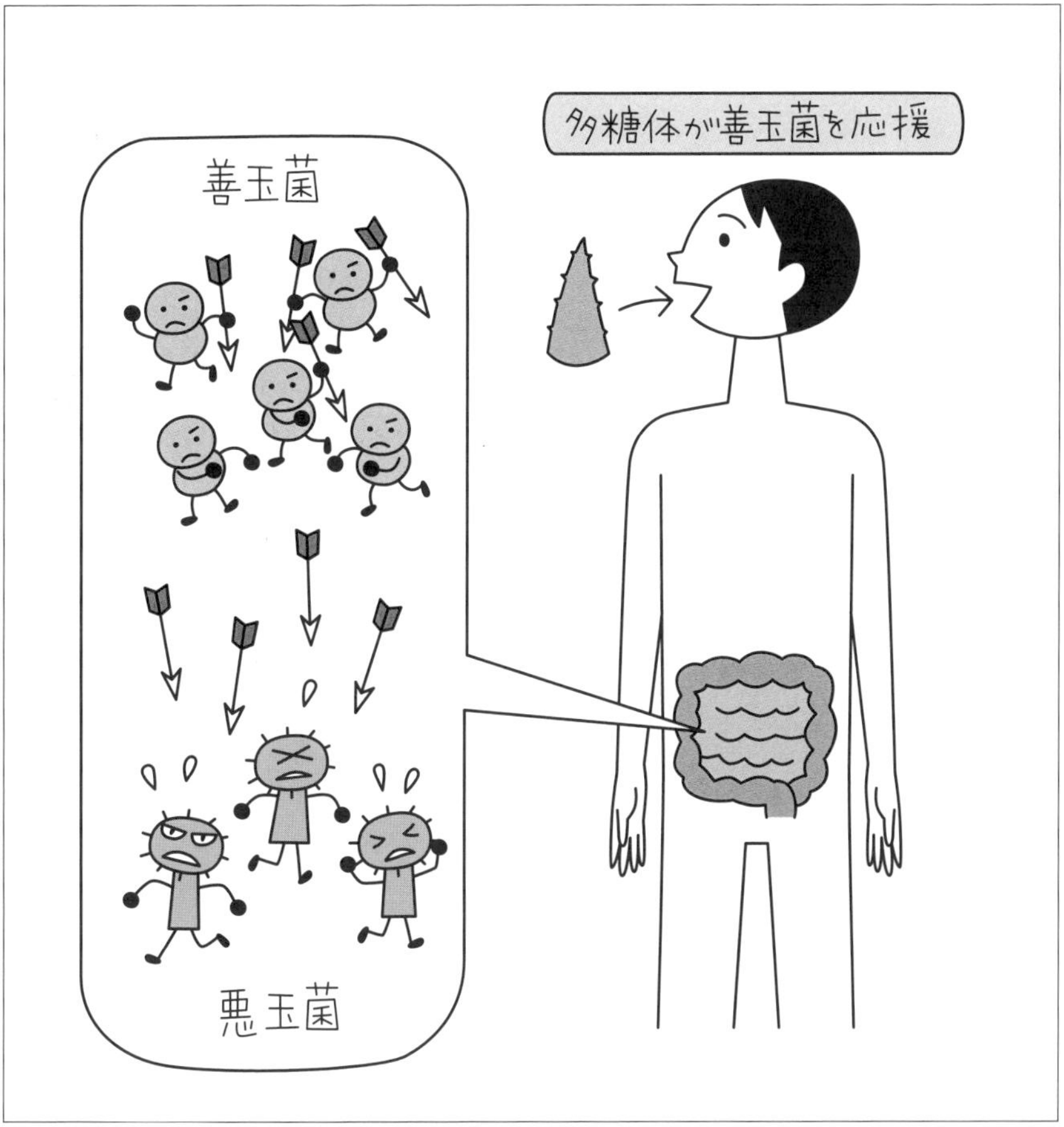

んどん勢力を伸ばし、老化が進んでしまうことになります。

「アンチエイジングのために、善玉菌を増やす方法はないの？」

ここが大きなポイントです。善玉菌を増やすためには、アロエベラの成分にある多糖体の協力が必要です。

アロエベラの多糖体にはマンノース、グルクロン酸が結びついており、グルクロン酸は、〝解毒の糖〟として知られています。一方、コンニャク成分のマンノースは〝腸の掃除役〟で、善玉菌を増やして、悪さをする悪玉菌を抑えてくれます。

アロエベラを摂っていると、知らない間に減ってしまった善玉菌が増え、アンチエイジングの味方になってくれるのです。

意外な「アジュバント効果」って？

他の栄養素や成分の働きを「強力アシスト」する作用のことをいい、水に溶けやすいアロエベラ多糖体は、腸への効果に大きな力を発揮します。

●アロエベラの多糖体に秘められたもうひとつの効果

腸内において善玉菌を増やすアロエベラの多糖体ですが、近年はちょっと意外な作用があることが分かってきています。

それは「アジュバント効果」です。

アジュバントはラテン語で「助ける」という意味。薬の効果や栄養吸収を高める「補助剤」としての役割をアジュバント効果と言います。

アロエベラの多糖体は一緒に取った食べ物の栄養素の吸収を高め、その働きをアップさせてくれるのです。

腰痛や関節痛に効果が期待できる成分に「卵殻膜」「クルクミン」があります。これらを「卵殻膜＋クルクミンのみ」で取った場合と、アロエベラジュースと一緒に取った場合を比較してみた実験があります。

すると、「卵殻膜＋クルクミン」だけの場合、腰痛が60％、股関節痛が75％。膝関節痛は71・4％改善したのに比べ、アロエベラを一緒に取ったことで、それぞれ、83・3％、100％、80％と、いずれも痛みの回復率がアップしたのです。

またパーキンソン病や、ロコモティブシンドローム（筋肉の衰えによって日常の動作が不自由になる症状）に対しても、アロエベラがアジュバント効果を示したという実験結果が出ています。

●アロエベラ多糖体が「優秀」な理由

こうしたアジュバント効果は「アロエベラの多糖体」によるものと考えられます。

「では多糖体であればアロエベラでなくてもいいの？」

いい質問です。確かに多糖体はコンニャクやオクラなど「ネバネバ」した食べ物に多く含まれます。

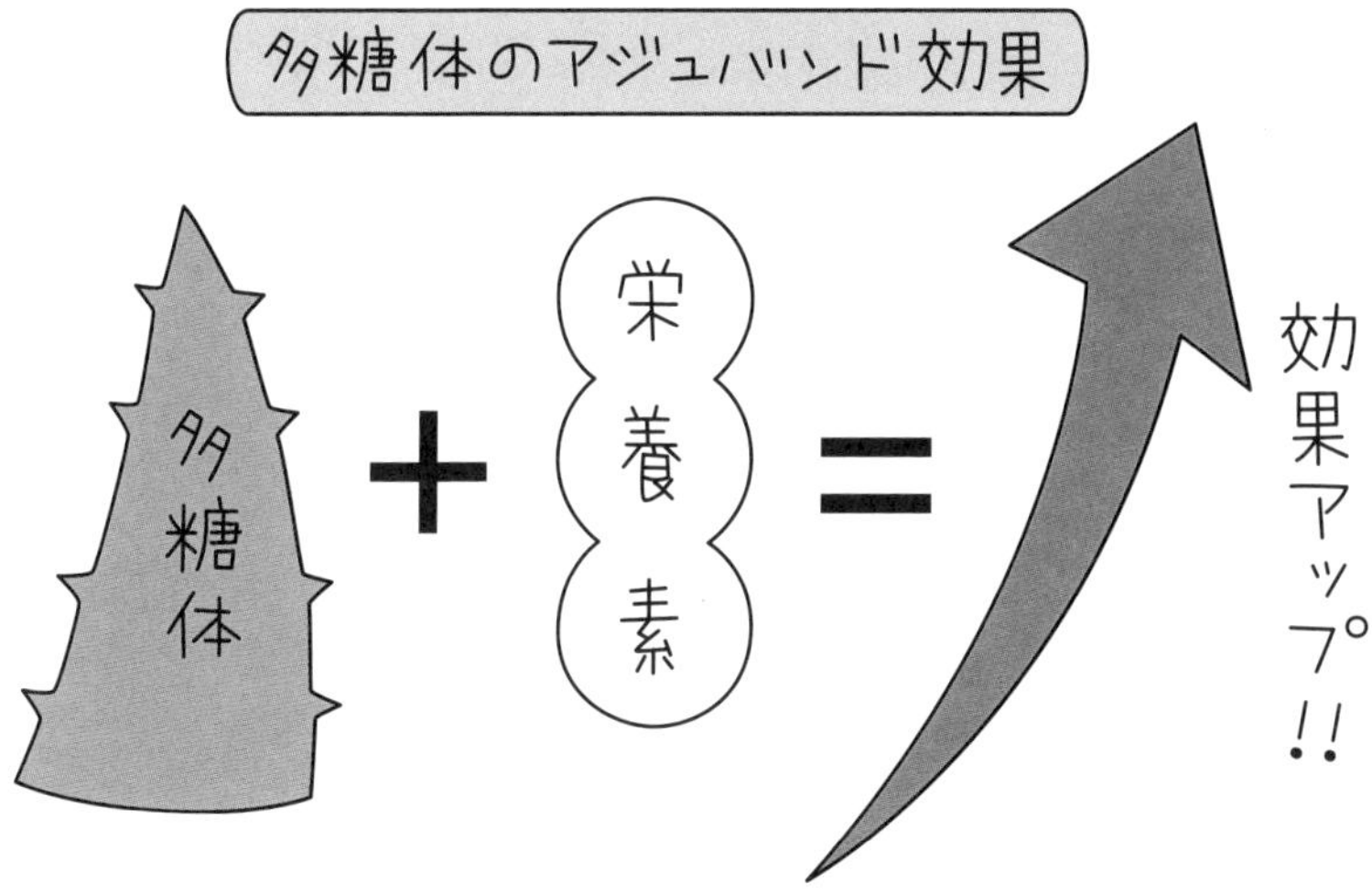

卵殻膜およびクルクミンをアロエベラジュースと一緒に摂取した場合と摂取しない場合の筋肉および関節の回復率

（被験者＝33名）

被験者による反応	AVJなし（%）	AVJあり（%）
腰　痛	60.0%	83.3%
股関節痛	75.0%	100%
膝関節痛	71.4%	80.0%

しかしアロエベラの多糖体にはこれらと比べても大きなメリットがあります。それは「水に溶けやすい」ということ。

コンニャクの多糖体（コンニャクマンナン）とアロエの多糖体をそれぞれ粉末にしたものをコップに入れて溶かした実験をすると一目瞭然。10分後にコンニャクマンナンは粉末が沈殿しているのに対し、アロエの多糖体はすっかり溶けて透明になっています。

多糖体が腸で作用するとき、「水に溶けやすい」ということは非常に大事。逆にいうと、溶けないものは腸内で十分にその力が発揮できません。

つまり「水に溶けやすい」アロエベラの多糖体はアジュバントとしても非常に優秀な成分と言えるのです。

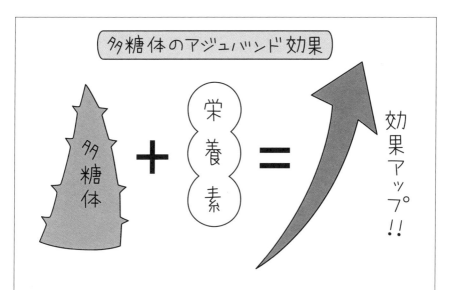

アルツハイマーの予防策ってある？

アロエベラに含まれるビタミンB_{12}とコリンは、アルツハイマーに効果が期待されます。また、血管障害型の認知症予防にも効果が考えられます。

●アロエベラが含むコリンとビタミンB_{12}に熱い注目

加齢につれていろいろな病気にかかりやすくなりますが、あなたはどんな病気が怖いですか？

「私は、ガンですね」

「私は認知症かしら」

ガンも怖い病気ですが、高齢化にともなって、認知症という新しい病気が問題になっています。

認知症にはアルツハイマー型と脳の血管障害型（脳梗塞や脳出血）の二つがあります。

アルツハイマー型では、脳の中のアセチルコリンという物質が不足していることが分かっています。アセチルコリンの材料はコリンというビタミンですが、ビタミンB_{12}もその合成に関係しているとされています。

アロエベラには、コリンとビタミンB_{12}の二つの物質が豊富に含まれています。この点から、アルツハイマー型認知症の予防に、アロエベラは熱い注目を浴びています。

●コリンとビタミンB_{12}の同時投与で認知症のラットに変化

アルツハイマーへのアロエベラの効果をうかがわせる一つの実験を紹介しましょう。

この実験では、認知症のラットが使われています。このラットにコリンの原料になる卵黄コリンやビタミンB_{12}を別々に与えたとき、変化はありませんでした。

でも、卵黄コリンとビタミンB_{12}を同時に与えると、ラットの行動に変化があらわれ、脳の中のアセチルコリンも増加したのです。

アロエベラなら、コリンとビタミンB_{12}が同時に、しかも豊富に摂れます。アロエベラが、アルツハイマー型認知症の予防で注目を浴びる理由

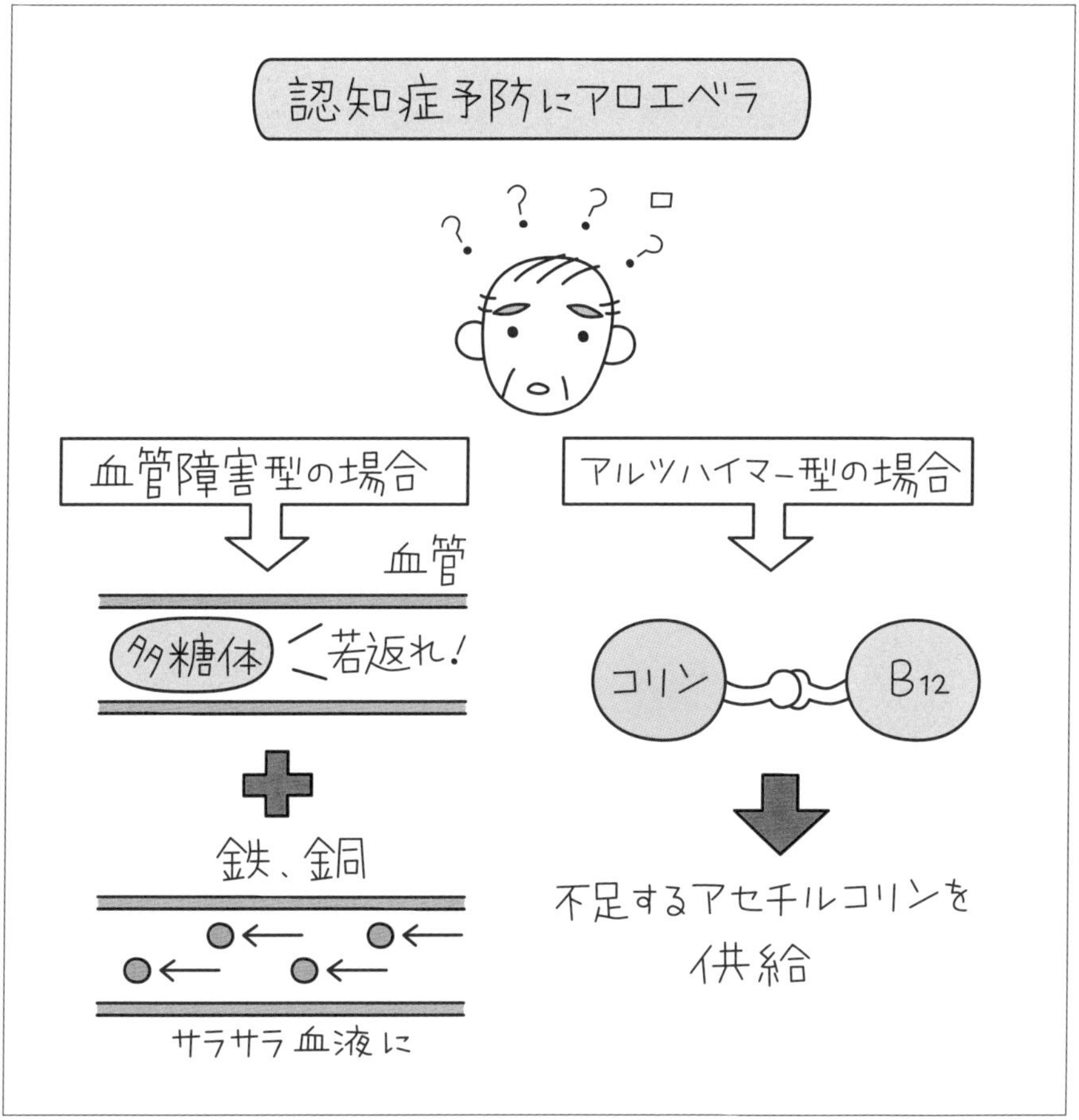

に納得できるでしょう。

脳の血管障害による認知症予防にも期待

脳の血管障害による認知症予防にも、アロエベラは期待が持てます。

アロエベラの多糖体には、血管をしなやかにする働きがあります。多糖体の働きで脳の血管がしなやかになれば、血管が破れにくくなり、脳出血による認知症の予防に効果が期待されるのです。

また、アロエベラにはサラサラの血液をつくる働きもあり、血栓（血のかたまり）をできにくくしてくれます。

この二つの働きから、血管性の認知症予防にも、アロエベラは寄与してくれると考えられるのです。

骨粗しょう症の予防はできるの？

女性に骨粗しょう症が多い理由は、女性ホルモン（エストロゲン）が減るからです。アロエベラには、骨づくりに大切な成分がたっぷりです。

●男性より女性に骨粗しょう症が多い理由

ある程度の年齢の女性の間では、骨粗しょう症が話題になります。

「私、病院で骨量が少なくなっていると言われたの。このままいくと骨粗しょう症になるよっておどかされたけど、骨粗しょう症って女性に多いんですって？」

――骨が軽石のようにスカスカになる骨粗しょう症。この骨粗しょう症は女性に多い

女性の方にとって、この事実は納得しがたいものかもしれません。

私たちの体では、骨をつくる細胞が絶えず新しい骨をつくり、骨を壊す細胞が古い骨を壊しています。

骨をつくる細胞と骨を壊す細胞の働きは、いくつかのホルモンによってうまくコントロールされています。そのホルモンの一つが、女性ホルモン（エストロゲン）です。

女性ホルモンは骨を壊す細胞の働きを抑え、骨の貯蔵量を増やすように働きますが、閉経後、この女性ホルモンの分泌量が急激に減っていきます。

その女性ホルモンが少なくなると、骨のカルシウムが血液中に溶け出しやすくなります。そしてカルシウムが減った骨はやがてスカスカになります。

女性、とくに閉経後の女性に骨粗しょう症が多い理由は、女性ホルモンの減少にあったのです。

●運動と栄養補給がポイント

骨粗しょう症になると、とくに背骨や太ももの骨などが弱くなります。そのため、ちょっとした衝撃や圧力でも転びやすくなったり、骨折しやすくなります。

――骨粗しょう症の予防と改善では栄養と適度の運動が大切

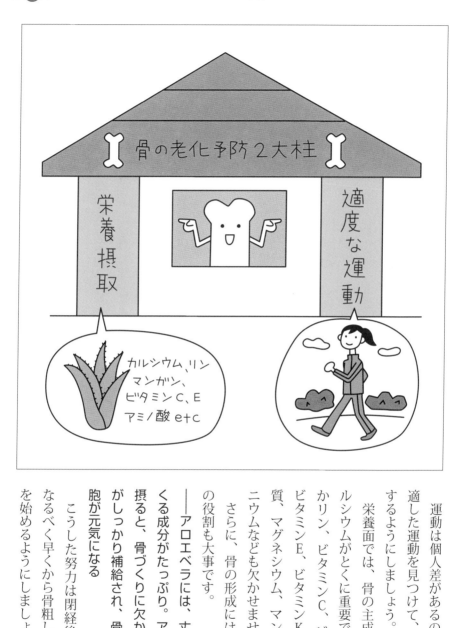

運動は個人差があるので、自分に適した運動を見つけて、適度に実行するようにしましょう。

栄養面では、骨の主成分であるカルシウムがとくに重要です。そのほかリン、ビタミンC、ビタミンD、ビタミンE、ビタミンK、タンパク質、マグネシウム、マンガン、セレニウムなども欠かせません。

さらに、骨の形成にはコラーゲンの役割も大事です。

――アロエベラには、丈夫な骨をつくる成分がたっぷり。アロエベラを摂ると、骨づくりに欠かせない成分がしっかり補給され、骨をつくる細胞が元気になる

こうした努力は閉経後と言わず、なるべく早くから骨粗しょう症対策を始めるようにしましょう。

ダイエットは老化防止にいいの？

肥満の人は、生活習慣病にかかるリスクが大きくなります。正しいダイエットは肥満を解消し、健康長寿への後押しをしてくれます。

●肥満は老化と生活習慣病の元凶

中年になると、男性も女性も太りやすくなります。

「食事の量は特別多くもないのに、なぜ太るのかしら？」

「若いときと食事内容はあまり変わっていないのに、太ってきた」

不思議かもしれませんが、ちゃんとした理由があります。それは、基礎代謝（じっとしているときに必要なエネルギー量）が低くなり、使うエネルギーが減るためです。

使うエネルギーが減っているのに、若いときと同じような食事をしているとどうでしょうか？

当然、カロリーオーバー。だから中年になると、男女ともに肥満の人が増えるのです。

カロリーオーバーによる肥満は、老化と生活習慣病の元凶です。

現実に、肥満の人は、普通体重の人に比べて糖尿病が約5倍、高血圧は約3・5倍、心臓病は約2倍、関節障害は約1・5倍にもなるというデータがあります。

●肥満解消は長寿にもつながる

肥満は老化を早めたり、病気の原因をつくります。アンチエイジングを願うなら、やはり肥満解消＝ダイエットという結論になります。

ダイエットを目指し、食事制限をすると、さまざまな健康効果があります。食事制限をすると、活性酸素の発生量も減ることも分かっているのです。

さらに、カロリー制限をすると、若返りホルモンのＤＨＥＡ（デヒドロエピアンドステロン）が上昇して長寿になること、「長寿遺伝子」が活性化することも分かっています。

昔から「腹八分目」と言いますが、先人の知恵はたいしたものです。

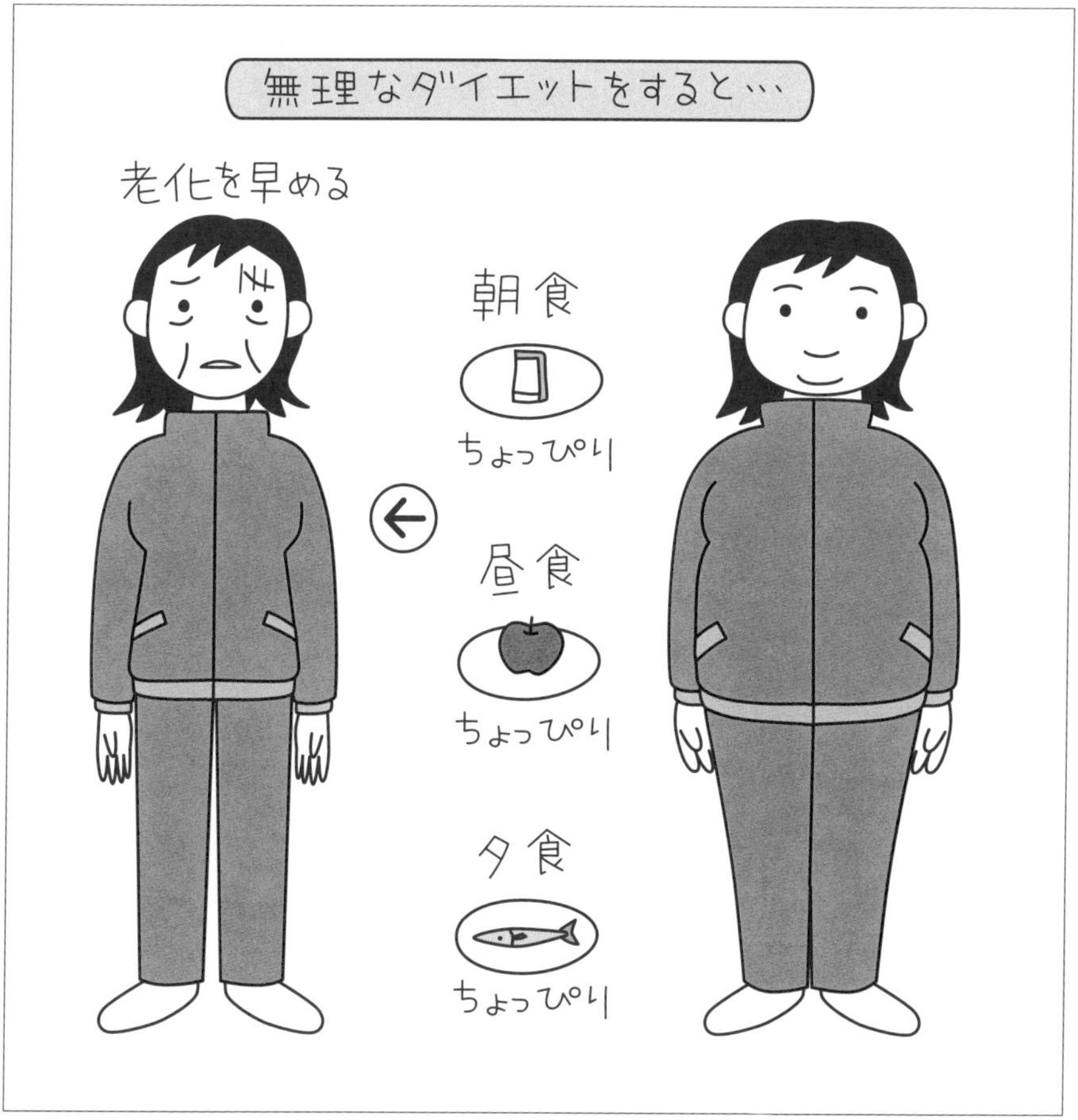

●無理なダイエットはかえって老化を早める

アンチエイジングにダイエットが有効と言っても、無理なダイエットはかえって老化を早めてしまいます。

ダイエットを、極端なカロリー制限と勘違いしている人……。むやみに食事を減らし、水すら飲まない人……。こうしたやり方が、無理なダイエットです。

急激な食事制限によるダイエットは、栄養やカロリー不足を招きます。内臓に大きな負担を強いるばかりか、身体の機能を低下させて老化を早めることになるのです。

過激なダイエットは老化を早める。このことをぜひ頭に入れておいていただきたいと思います。

アロエベラでダイエットできる？

アロエベラはダイエット補助食品に最適の素材です。アロエベラを使うと、お肌のトラブルなしに、無理なく、美しくダイエットできます。

●無理のないダイエットを実現したい人に最適

アロエベラは、ダイエットに有効です。こう言うと、誤解するダイエット希望者が出てきます。

「アロエベラを摂るとやせられるのか。さっそく、アロエベラでダイエットしよう」

ちょっと待ってください。

アロエベラはノンカロリーで、たしかにお腹の持ちもよいため、いくらかはカロリー制限ができます。でも、アロエベラそのものに体重を減らす働きはありません。

①腸の環境を整えてくれる。その結果、便秘が解消されたり、便秘体質が改善され、肥満解消の効果につながる

②細胞の新陳代謝を正常にし、エネルギー源としての脂肪をどんどん燃やしてくれる

アロエベラを摂ると、こうした仕組みで体の内側から体調が整えられ、だれでも無理なく健康的にやせられるのです。

●ダイエット補助食品としての活用が理想の姿

ダイエットが目的のとき、アロエベラは補助食品と考えてください。

——適度な食事制限をしながら、ダイエット補助食品として使うと、アロエベラの真価が発揮される

過激な食事制限でダイエットをした人と、アロエベラをダイエット補助食品に使った人を比べると、同じ体重になったときでも、お肌や健康状態に大きな差がつきます。

たとえばお肌。過激なダイエットでは、肌から急激に潤いが失われます。スリムになったけどお肌はガサガサという人がいます。これでは本

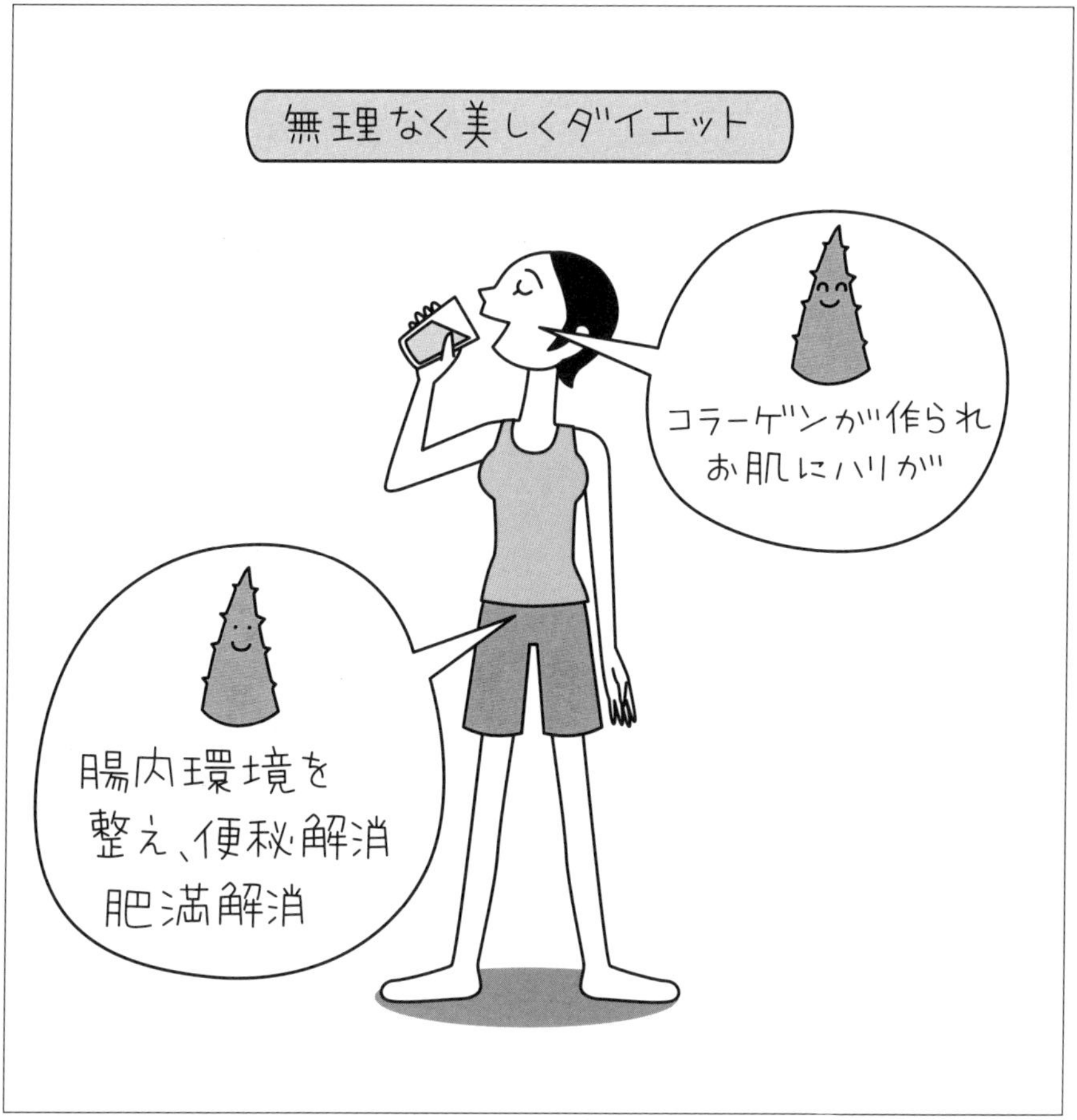
無理なく美しくダイエット
コラーゲンが作られ
お肌にハリが
腸内環境を
整え、便秘解消
肥満解消

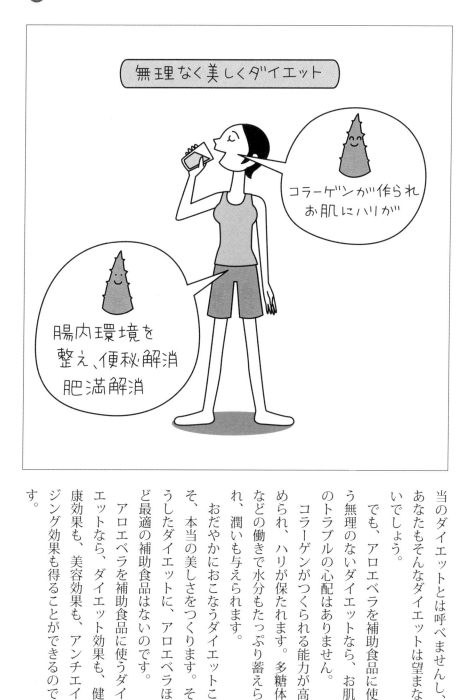

当のダイエットとは呼べませんし、あなたもそんなダイエットは望まないでしょう。

でも、アロエベラを補助食品に使う無理のないダイエットなら、お肌のトラブルの心配はありません。

コラーゲンがつくられる能力が高められ、ハリが保たれます。多糖体などの働きで水分もたっぷり蓄えられ、潤いも与えられます。

おだやかにおこなうダイエットこそ、本当の美しさをつくります。そうしたダイエットに、アロエベラほど最適の補助食品はないのです。

アロエベラを補助食品に使うダイエットなら、ダイエット効果も、健康効果も、美容効果も、アンチエイジング効果も得ることができるのです。

ダイエットに効果的な使い方は？

アロエベラと三つの素材を使った簡単なダイエット法があります。ルールを守ってこの方法を実行すると、健康的にダイエットすることができます。

● アロエベラ・ダイエット法は簡単

アロエベラについて書いた本でダイエットを紹介すると、必ず「もっとくわしく教えてください」というお手紙が寄せられます。

大部分が女性で、ダイエットに成功したいという願いがとても強く感じられます。そうしたご要望に応えて、ここでアロエベラを補助食品に使った「アロエベラ・ダイエット法」を紹介しましょう。

方法は簡単で、アロエベラジュースとポーレン（ミツバチ花粉）、プロポリス、それにプロテインをミックスしたものを、毎日夕食前に飲むだけでいいのです。

量については、個人差や好みがあります。つづけながら、自分に適した量を発見するようにしましょう。

● 効果を増すルールを守れば、ダイエットに成功できる

この四つを組み合わせるとうまく脂肪が燃やされ、栄養も十分補給され、健康的なダイエットがうまく進みます。アンチエイジングでも、非常にすぐれた効果が期待できます。

ただし、この方法で効果的にやせるためには、守っていただきたい、いくつかのルールがあります。

①朝食、昼食はこれまでの半分の量にする
②夕食のおかずは普通に食べてもいいが、炭水化物（ご飯、パン、めん類）などは食べない。このとき、よく噛むことがコツ
③間食やアルコールは控える
④揚げ物や脂っこいものは控える
⑤夜8時以降は飲食をしない
⑥毎日、適度の運動をする

このルールを守れば、あなたのダイエットは成功するでしょう。

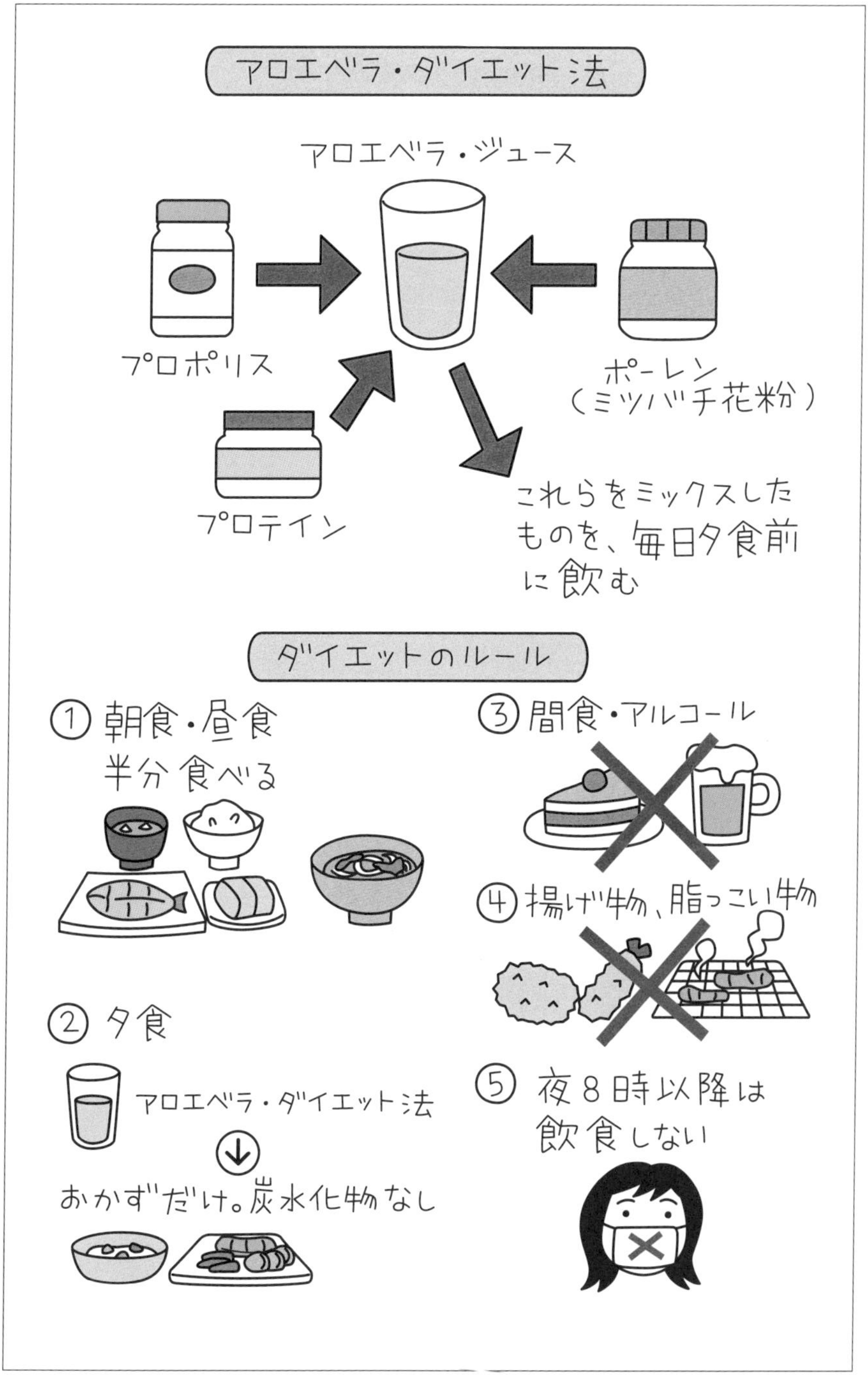
アロエベラ・ダイエット法
アロエベラ・ジュース
プロポリス
ポーレン
（ミツバチ花粉）
プロテイン
これらをミックスしたものを、毎日夕食前に飲む
ダイエットのルール
①朝食・昼食
半分食べる
②夕食
アロエベラ・ダイエット法
おかずだけ。炭水化物なし
③間食・アルコール
④揚げ物、脂っこい物
⑤夜8時以降は
飲食しない

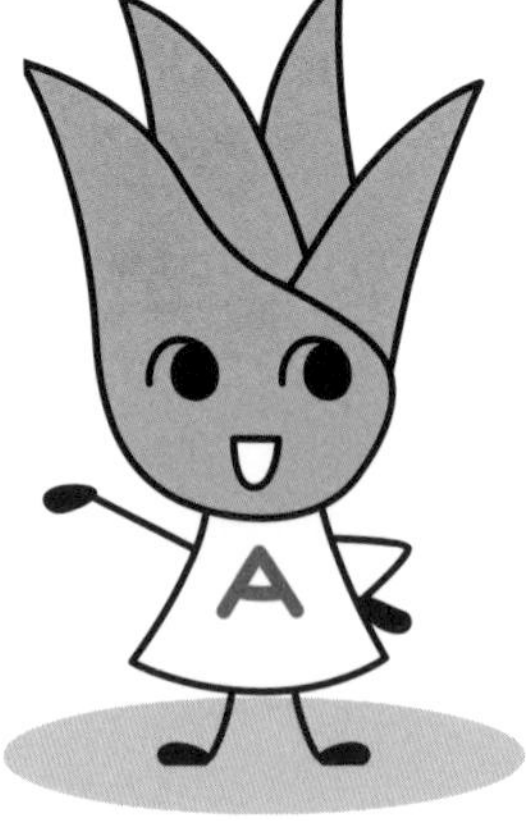
A

第4章

病気を寄せつけない
〝健康力〟を養う

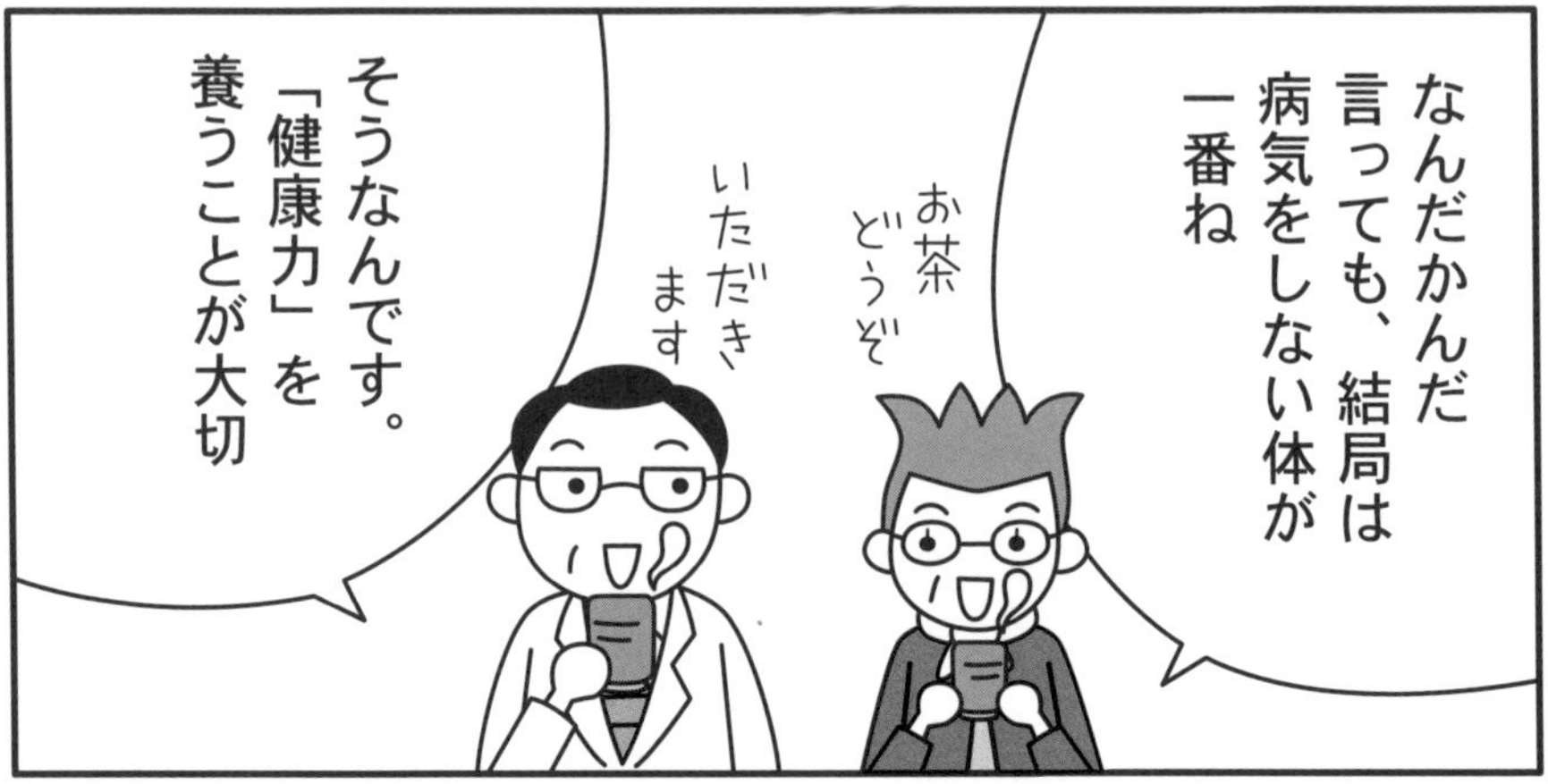
なんだかんだ言っても、結局は病気をしない体が一番ね
お茶どうぞ
いただきます
そうなんです。「健康力」を養うことが大切

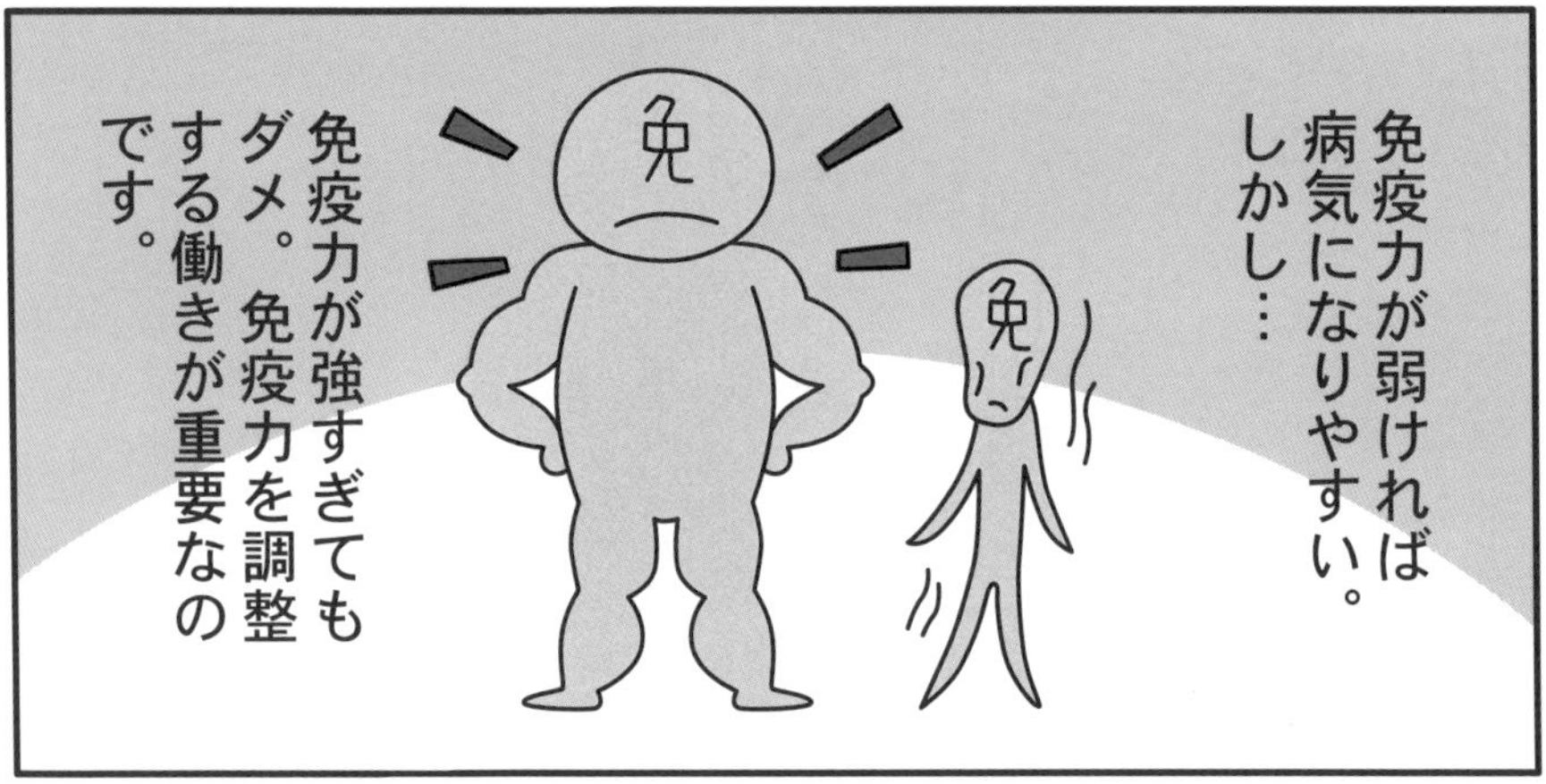
免疫力が弱ければ病気になりやすい。しかし…
免疫力が強すぎてもダメ。免疫力を調整する働きが重要なのです。
免
免

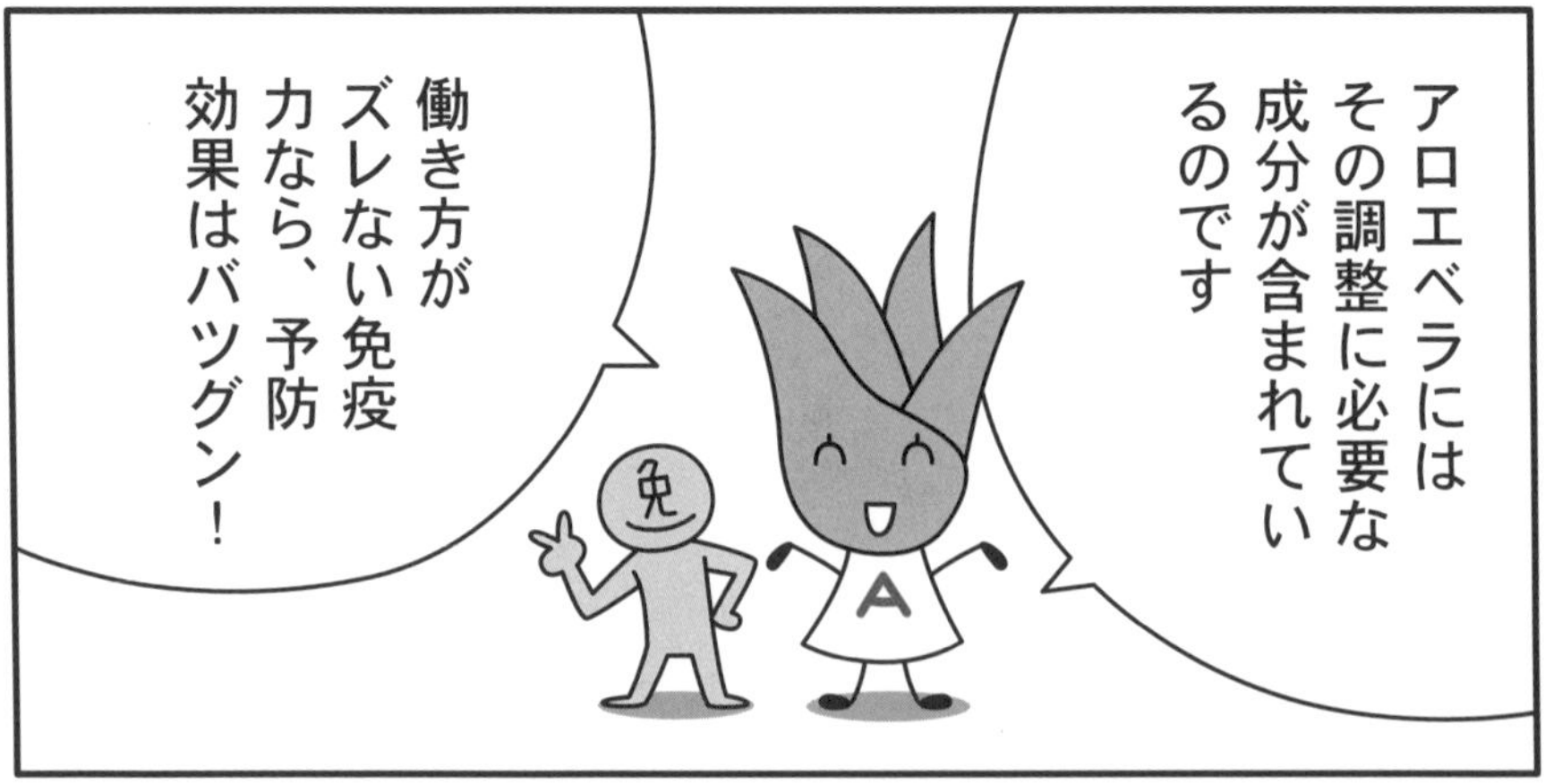
アロエベラにはその調整に必要な成分が含まれているのです
働き方がズレない免疫力なら、予防効果はバツグン！
免
A

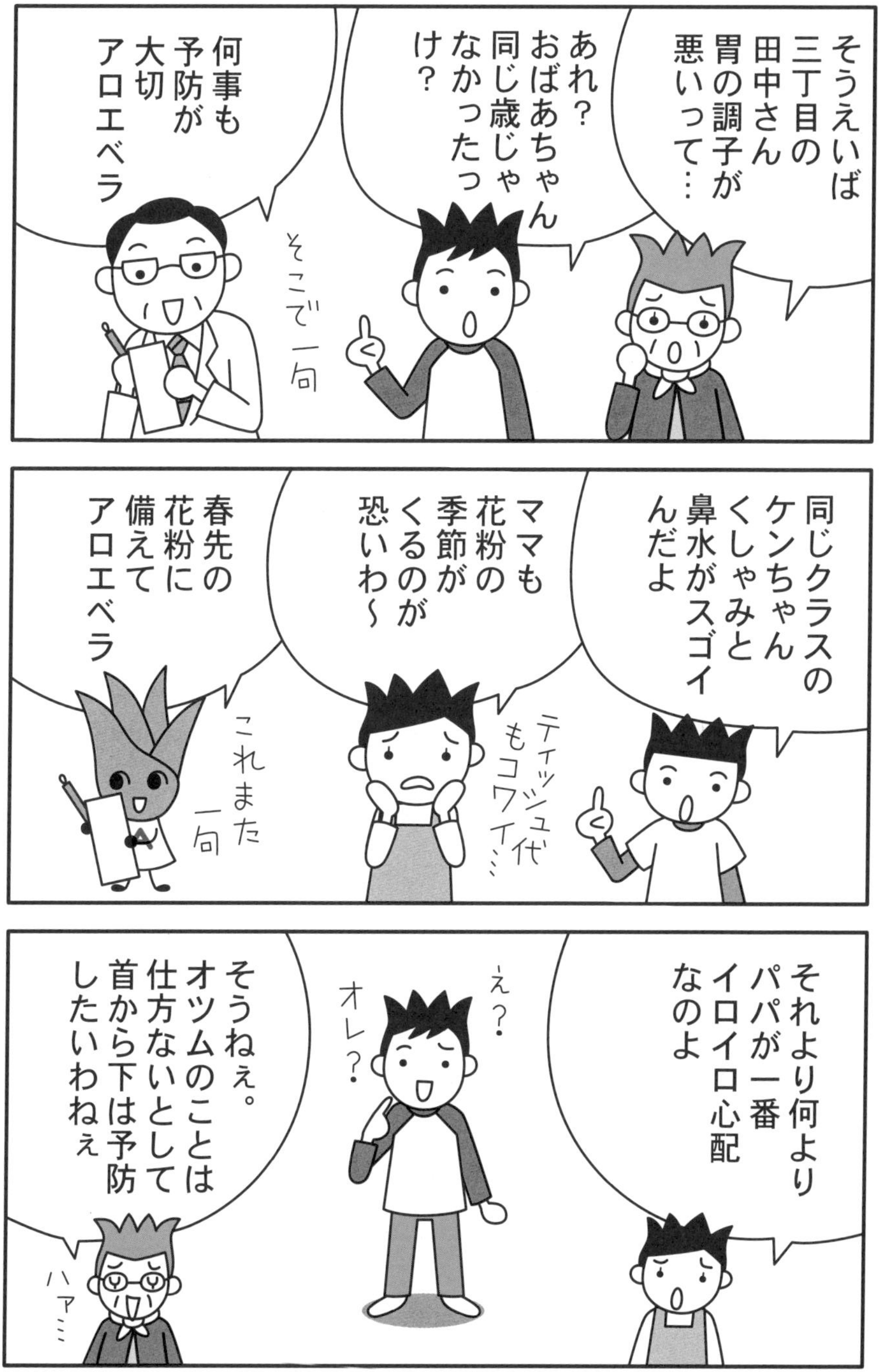
そうえいば三丁目の田中さん胃の調子が悪いって…
あれ？おばあちゃん同じ歳じゃなかったっけ？
そこで一句
何事も予防が大切アロエベラ
同じクラスのケンちゃんくしゃみと鼻水がスゴイんだよ
ママも花粉の季節がくるのが恐いわ～
ティッシュ代もコワイ…
これまた一句
春先の花粉に備えてアロエベラ
それより何よりパパが一番イロイロ心配なのよ
え？オレ？
そうねぇ。オツムのことは仕方ないとして首から下は予防したいわねぇ
ハァ…

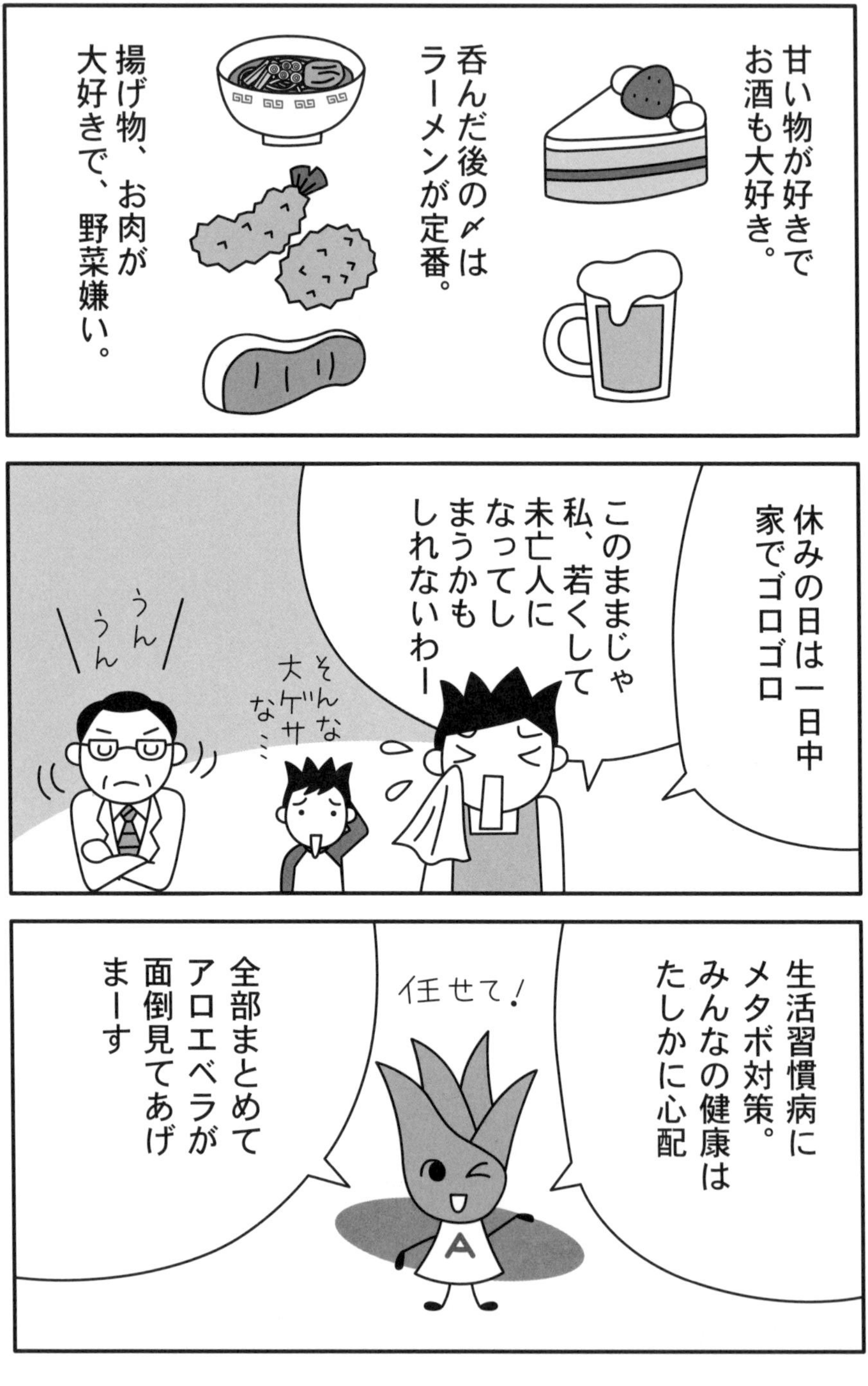
甘い物が好きで
お酒も大好き。
呑んだ後の〆は
ラーメンが定番。
揚げ物、お肉が
大好きで、野菜嫌い。
休みの日は一日中
家でゴロゴロ
このままじゃ
私、若くして
未亡人に
なってし
まうかも
しれないわー
そんな大ゲサな…
うんうん
生活習慣病に
メタボ対策。
みんなの健康は
たしかに心配
任せて!
全部まとめて
アロエベラが
面倒見てあげ
まーす

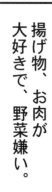

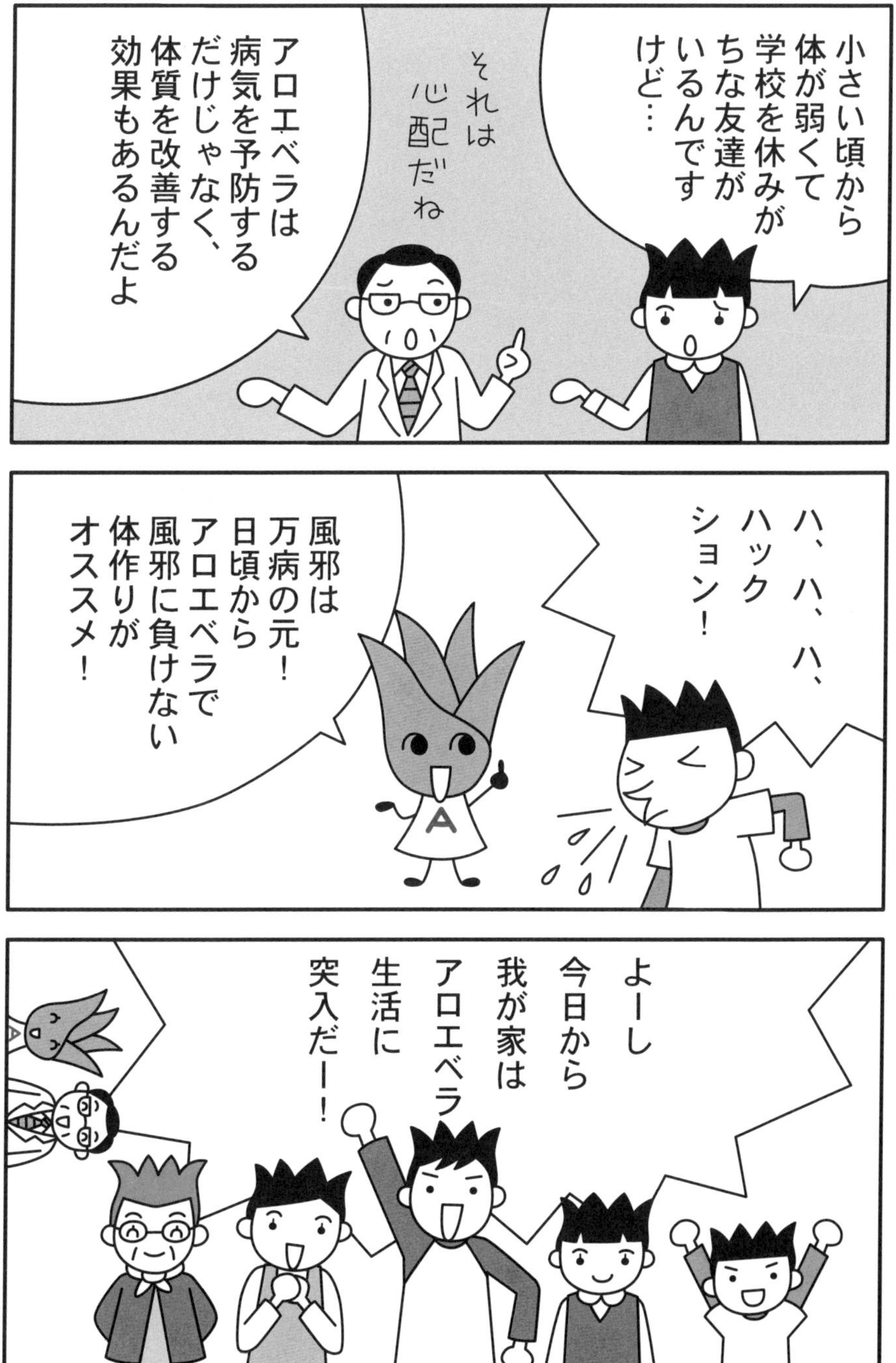
小さい頃から体が弱くて学校を休みがちな友達がいるんですけど…
それは心配だね
アロエベラは病気を予防するだけじゃなく、体質を改善する効果もあるんだよ
ハ、ハ、ハ、ハックション！
風邪は万病の元！日頃からアロエベラで風邪に負けない体作りがオススメ！
よーし今日から我が家はアロエベラ生活に突入だー！

健康と生命を守る体の仕組みは？

私たちの健康と生命は、ウイルスや体内でできるガン細胞などにいつも脅かされています。そうしたものから私たちを守る仕組みが免疫です。

●病気がイヤなら、自分で病気にならないようにするしかない

ここまで、アロエベラのことをいろいろ紹介してきましたが、この章では「アロエベラと健康」についてお話したいと思います。

あなたは健康が好きですか、それとも病気になってもいいですか？

「バカなことを聞かないで！　健康が好きに決まっているでしょ！」

こうお叱りを受けそうですが、その通りで、病気が好きな人などいないでしょう。

では、健康でいるためにどうすればいいのでしょうか？

――健康でいたいなら、自分で病気にならないようにするしかない。それが予防医学という最新医学

前に、私がアロエベラに魅せられた二つの理由をお話しました。

一つはアンチエイジングでの働き、もう一つが予防医学（プリベンティブ・メディスン）での働き、つまり病気にならないための働きなのです。

●免疫という仕組みが健康と生命を守る

「自分で病気にならないようにすると言っても、どうすればいいの？」

今度は、こう質問されそうです。

でも、別にむずかしくありません。

と言うのは、私たちの健康と生命を守るために、体には「免疫」という防衛の仕組みが備わっているからです。中心となるのは白血球（リンパ球）と抗体です。

私たちは、つねに健康の危険にさらされています。体の中に侵入したウイルスや細菌から攻撃を受けたり、内部でもガン細胞ができたりしているのです。

たとえば、ガン。ガンが発見されるのは普通、ガン細胞の大きさが1

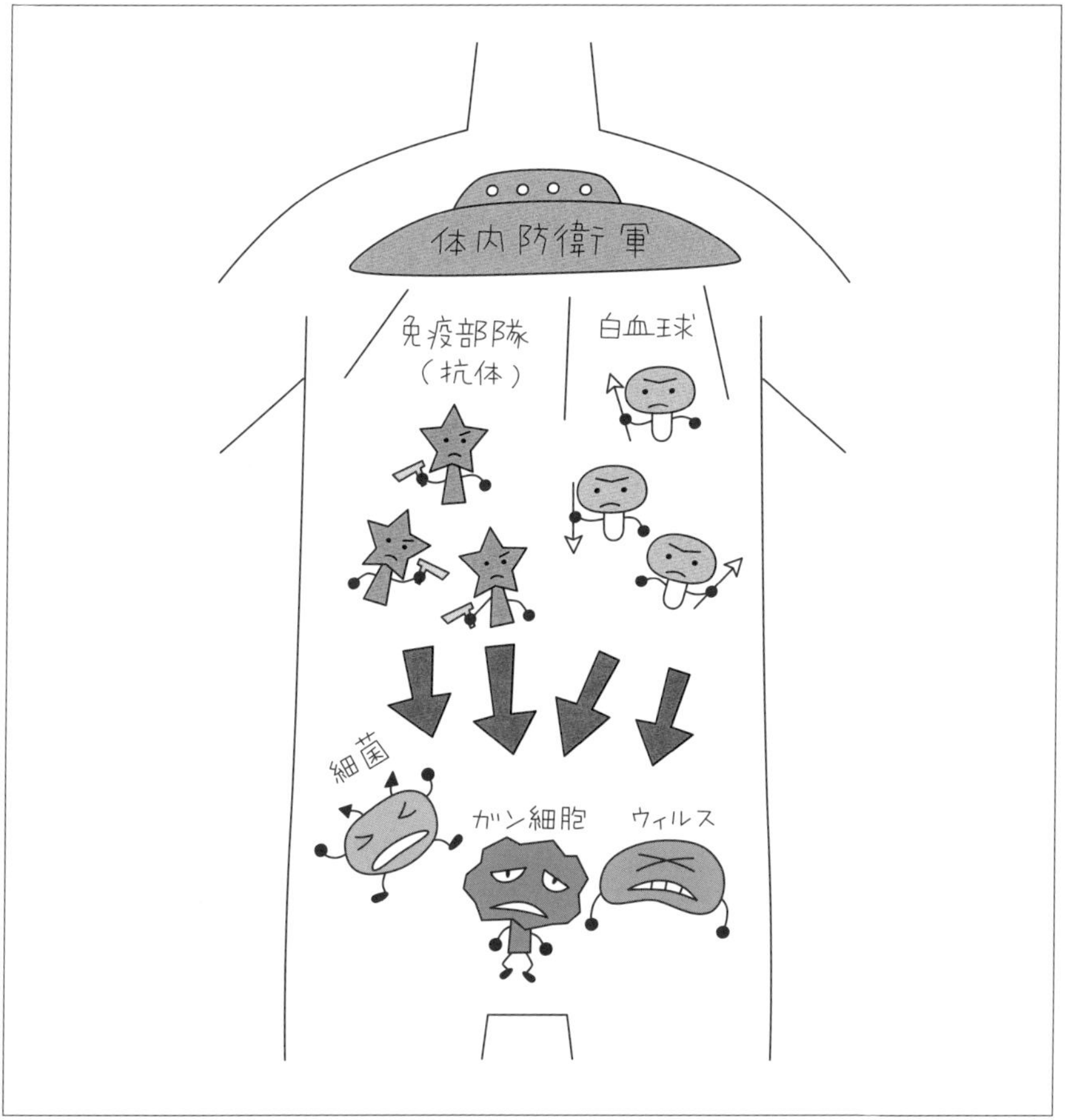

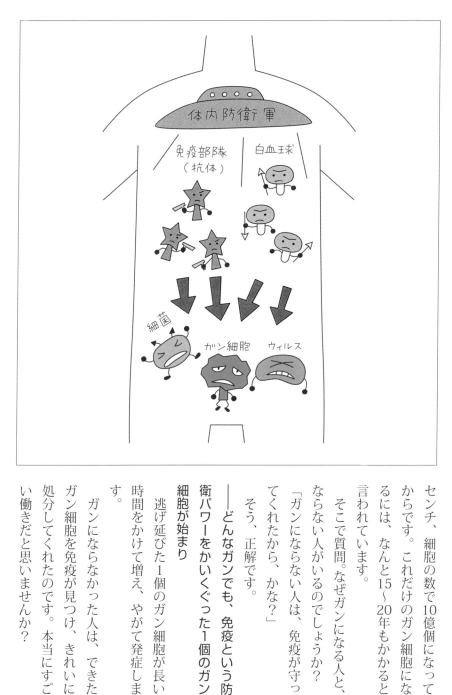

センチ、細胞の数で10億個になってからです。これだけのガン細胞になるには、なんと15〜20年もかかると言われています。

そこで質問。なぜガンになる人と、ならない人がいるのでしょうか？

「ガンにならない人は、免疫が守ってくれたから、かな？」

そう、正解です。

——どんなガンでも、免疫という防衛パワーをかいくぐった1個のガン細胞が始まり

逃げ延びた1個のガン細胞が長い時間をかけて増え、やがて発症します。

ガンにならなかった人は、できたガン細胞を免疫が見つけ、きれいに処分してくれたのです。本当にすごい働きだと思いませんか？

免疫力って強いほど体にいいの？

体を守る力は強いほどいいような気がしますが、一歩間違えると病気の原因になります。だから、免疫力を正常に保つ調整作用が大事になります。

●免疫力が弱いと戦う武器がなく、病気になりやすい

ここでちょっと考えてみましょう。もし免疫がなければ、私たちはどうなるでしょうか？

エイズ（ヒト免疫不全症候群）という病気があります。エイズウイルスのために免疫が働かなくなる病気で、免疫がないと、エイズになった状態と同じ状態になるのです。

免疫が働かなければ、私たちは細菌やウイルスに無防備になります。戦う武器がないのですから、あっという間にいろいろな感染症に簡単にかかってしまいます。いつも何かの病気にかかっているか、生命の危機と直面していなければならなくなってしまうのです。

●体を守るはずの免疫は、膠原病やアレルギーの原因にもなる

では、免疫力は強ければ強いほどいいのでしょうか？

普通に考えると、身体の防衛パワーが強いわけですからいいことのような気もしますが、ただ強ければいいというものではありません。

免疫の仕組みは複雑で、何かの拍子に自分の体を攻撃したり、働く方向がズレたりすると病気になってしまうからです。

アトピー性皮膚炎、慢性関節リウマチ、ゼンソク、膠原病といった病気は、そうしたことが原因で起こります。

免疫力が病気の原因になるというのは困ったものですが、このとき免疫力が強ければ、病気や症状がひどくなることになります。

●弱くても、強すぎてもダメ だから免疫を調整する働きが大切

「弱くてもダメ、働く方向がズレてもダメ。だったら、弱くなった免疫

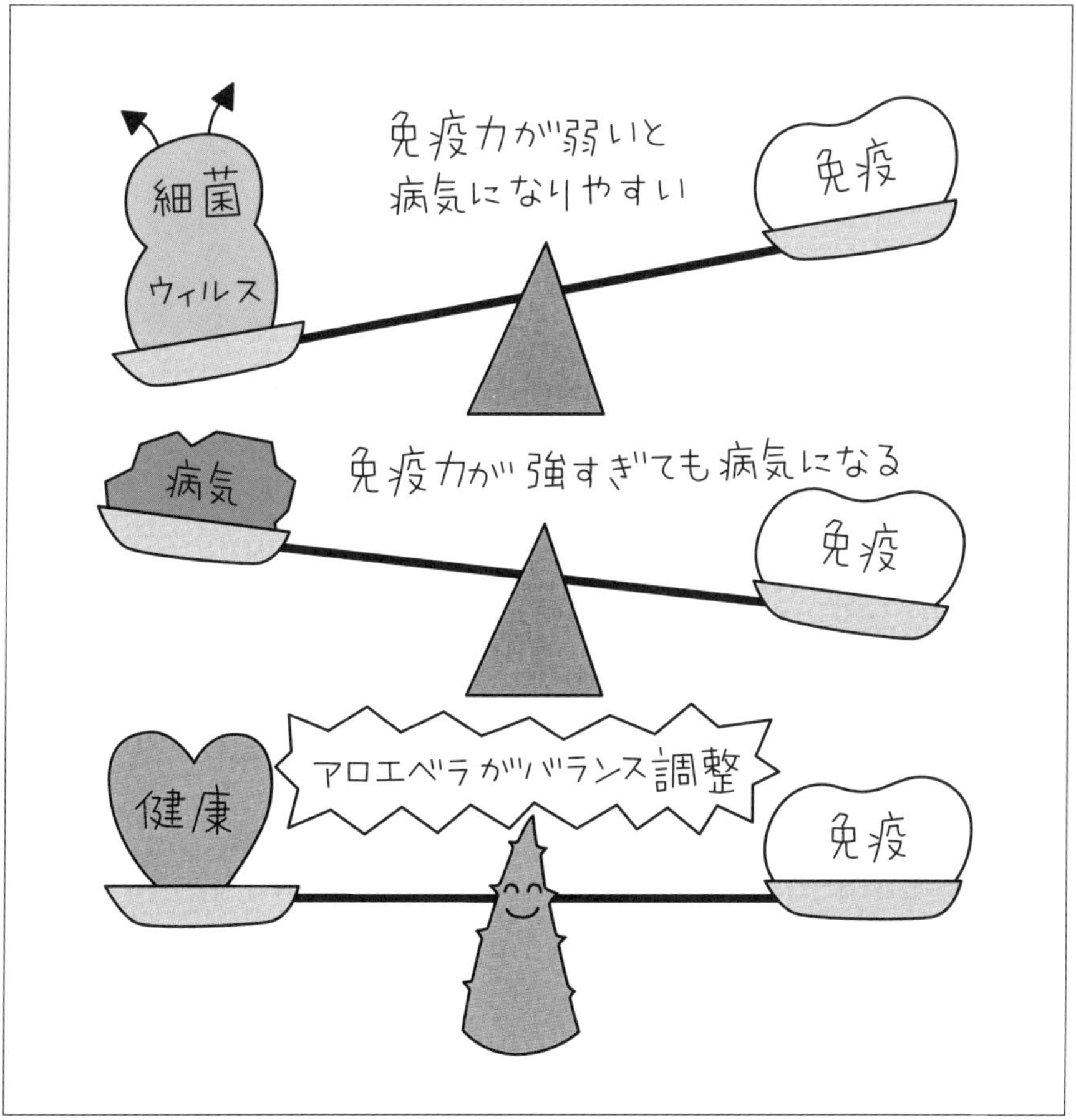

力は強くして、ズレた免疫力は正常な状態にもどすことはできないのかしら？」

そうした働きを免疫力の調整作用と言います。免疫力を、本来のあるべき姿にしてくれる働きです。

薬に、こうした働きはありません。でも天然自然のもの、とくに特別な植物にはこうしたすぐれた作用を持つものがあり、アロエベラがその一つなのです。

――アロエベラを摂っていると、免疫力が調整される。免疫が正しく働くように、うまくコントロールしてくれる

ここから感染症などへの抵抗力と、膠原病やアレルギーへの治療効果も生まれてきます。

ガン予防にも効果が期待できる？

ガンは日本人の死亡原因のトップで、亡くなる方が減りません。いろいろな実験や臨床で、ガンへのアロエベラの働きが確認されています。

●ガン細胞を直接抑える働き

かかりたくない病気と言えば、やはりガンでしょう。欧米や日本で、ガン予防にアロエベラを使っている方も少なくありません。

なぜなら、アロエベラは、ガンの予防にも効果が期待できるからです。

――試験管の中の人間の子宮頸ガン細胞に、アロエベラのエキスを加えると、ガン細胞が抑えられた

これは、テキサス大学健康科学センターのウインター教授らの報告です。試験管の中のガン細胞ですから、免疫は関係あるはずもなく、「アロエベラエキスの何らかの成分がガン細胞を直接抑えた」としか理解のしようがありません。

「アロエでガンを100%治療できるとは断言できませんが、まったく可能性がないわけではありません。新鮮な生葉からとったアロエベラジュースの成分は、ガンに効果があると確信しています」

ウインター教授の言葉です。

●確認されたアロエ成分のガンへの対抗力

具体的なアロエベラの成分でも、ガンへの効果が認められています。

防衛庁医務官の添田百枝博士は、アロミチンの抗ガン効果を確認しています。アロミチンでガンから生還したラットは、そのあとガン細胞を何度植えつけられても、ガンにならなかったと言います。

私も、アロエマンナンで、ゆるやかですが抗ガン効果を確認しました。

この二つの実験では、キダチアロエの成分が使われています。しかし、アロミチンもアロエマンナンもアロエベラに含まれていますから、同じような抗ガン作用が期待できることになります。

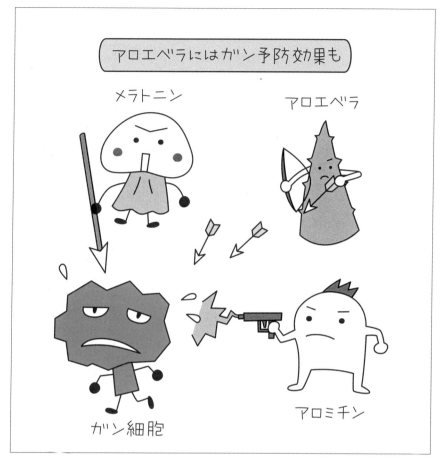

メラトニンとの併用で、進行性転移ガンの延命率が上がった

また、イタリアのリッソニー医師たちは、アロエベラ（全葉エキス）とメラトニンとの併用で、治療がむずかしいガンでの延命効果を報告しています。

リッソニー医師たちの臨床対象は、手術できない50人の進行性の転移ガンの患者さんたちでした。その結果、1年以上の延命率がメラトニンだけでは15％。一方、アロエベラとメラトニンを併用すると37％にも上がったのです。

違いは、アロエベラを摂ったか、摂らなかったかだけです。これだけの違いが出た理由は、アロエベラによる効果としか考えられません。

アレルギー症状も抑えてくれる?

アレルギーは、免疫力の働きのズレから生まれます。免疫力を調整するアロエベラの働きは、辛いアレルギー症状の改善をもたらしてくれます。

●アレルゲンという原因物質

アレルギーにはいろいろありますが、最近問題のアレルギーと言えば、アトピー性皮膚炎と花粉症でしょう。

「子どもがアトピーで、かきむしってかわいそうで、かわいそうで……」

「私は花粉症。花粉が飛ぶ季節は、もう地獄の季節。外出拒否症よ」

こんな方も多いでしょうが、まず知っていただきたいことは、アレルギーには原因物質があることです。

この原因物質が「アレルゲン」と呼ばれるものです。

アトピー性皮膚炎のアレルゲンはダニ、ハウスダスト、花粉、カビ、食べ物など。花粉症のアレルゲンは、言うまでもなく花粉です。

●なぜ花粉症になるの?

アトピー性皮膚炎も花粉症も同じような仕組みで発症しますので、花粉症を例にお話しましょう。

まず、花粉症を起こす元になるアレルゲン（花粉）が体内に入ります。

すると免疫は、花粉はもともと体にないもの（異物）と認識して、武器の抗体をつくります。

——このとき免疫にズレがあると、普段はあまりつくられない種類の抗体が大量につくられる

「分かった。それで花粉症になってしまうのね。犯人は抗体なんだ」

抗体が犯人であることは間違いありませんが、これですぐに花粉症になるわけではありません。

この状態は、いつ花粉症になってもおかしくない状態です。発症するのは、同じアレルゲン（花粉）が再び体の中に入ってきたときです。

このとき、前に大量につくられた抗体が反応して、花粉症の辛い症状が引き起こされるのです。

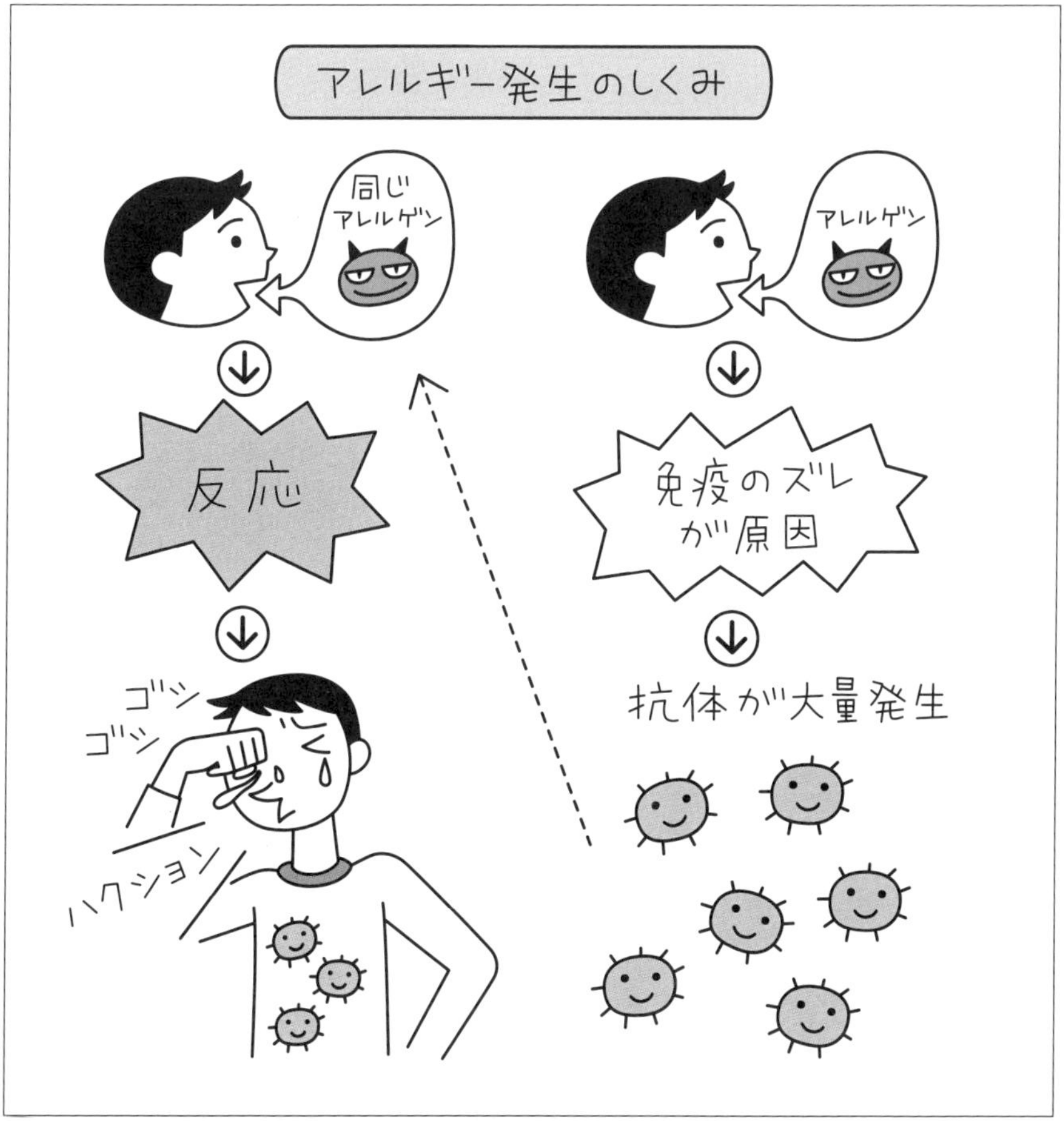

免疫を調整するすぐれた作用がアレルギーも抑えてくれる

アロエベラを摂っている方から、いろいろなお手紙が寄せられます。

――アロエベラで、アトピー性皮膚炎や花粉症がよくなった

中に、アロエベラのアレルギーへの効果の報告もあります。この効果もまた、アロエベラが持つ免疫力を調整する働きから生まれます。

――アトピーや花粉症改善の秘密は、アロエベラの免疫調整作用にある

この効果を確認した臨床データはありませんが、現実の効果を見れば、これ以外の説明をつけようがありません。いずれ、アレルギーへのアロエベラの効果の秘密が解き明かされるでしょう。

糖尿病の予防や改善にも効果が？

アロエベラはすい臓の働きを正常にし、インスリンを増やします。細胞への糖の取り込みも改善して血糖値を下げ、合併症予防の効果もあります。

●糖尿病を正しく知りましょう

糖尿病は日本の国民病。患者さんと予備軍を合計すると、国民の10%をはるかに超えているのです。

「糖尿病って、尿に糖が出る病気でしょ。尿にアリが寄ってくるって」

こんなふうに軽く思っている方がいますが、これは危ない考え方です。

――糖尿病の怖さは合併症。だから別名が〝病気のデパート〟。最悪の場合は失明したり、人工透析が必要になったりする

糖尿病には、インスリンというすい臓から分泌されるホルモンが関係しています。このインスリンは、血液中のブドウ糖が細胞に取り込まれるときに働きます。

インスリンに何か問題があると、血液はどうなるでしょうか？

「当然、血液の中にブドウ糖があふれるでしょう」

そう、これが糖尿病なのです。だから、「糖尿病ではなく、糖血病と言おう」という人すらいるのです。

●アロエベラでインスリンが増え、血糖値が下がる

アロエベラは、糖尿病への効果が確認されています。次のデータは、韓国の梨花女子大学の尹再順教授がラットの実験で確認したものです。

――アロエベラでインスリンの分泌量が平均18%も増加し、血糖値は平均21%も下がった

人間の糖尿病治療でも、サウジアラビアのガンナム教授らが、アロエベラの効果を証明しています。

――アロエベラで、血糖値とHbA1c（糖が結びついたヘモグロビン濃度で、血糖値よりも正確に状態がつかめる）が低下した

タイのマヒドール大学医学部のヨングチュイユダ医師たちも、アロエ

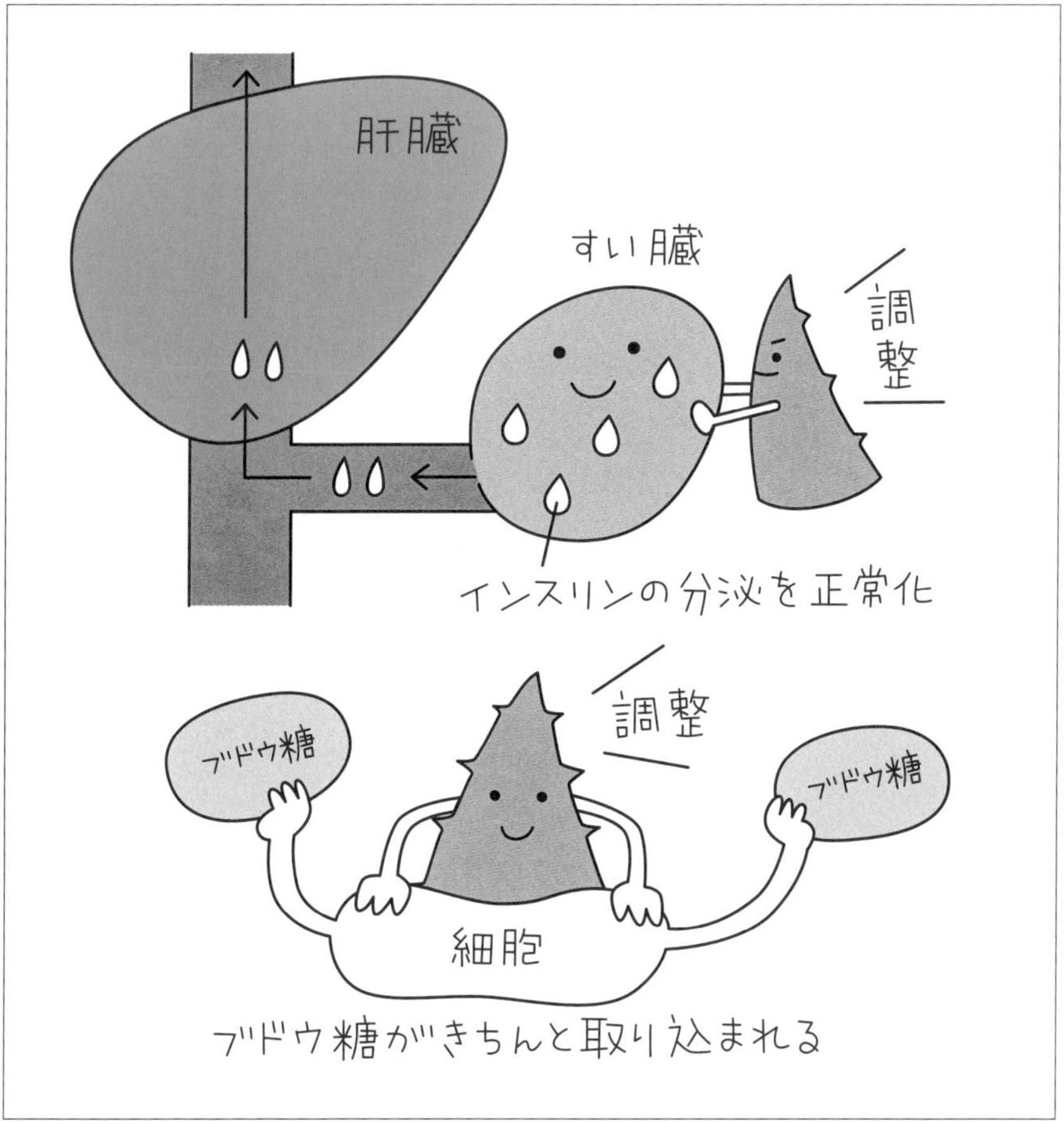

ベラジュースに、血糖値と中性脂肪値を下げる働きがあることを報告しています。

合併症予防の効果も

糖尿病へのアロエベラのおもな働きは、次のようになります。

①インスリンを分泌するすい臓の働きを調整し、インスリンの分泌を正常にする

②ブドウ糖を取り込む細胞の働きを調整し、ブドウ糖がきちんと取り込まれるようにする

この働きは、糖尿病の予防や改善の大きな味方になるだけでなく、別の重大な合併症を予防する効果も期待できます。

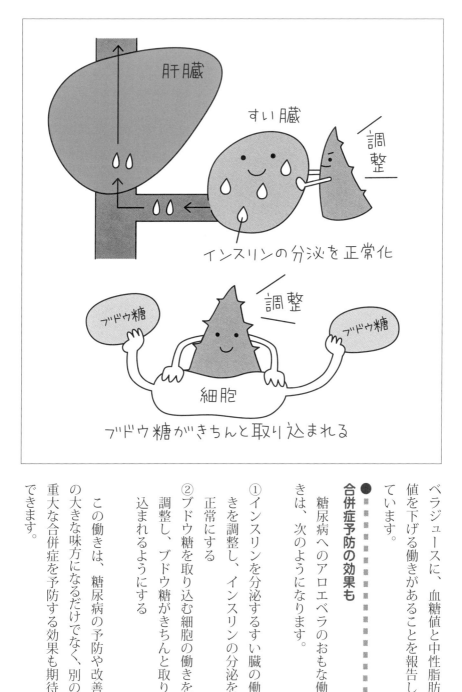

メタボ対策にも効果はありそう？

アロエベラは血糖値、中性脂肪値、血圧を正常にします。またダイエットに用いれば肥満も解消。これでメタボにサヨナラできることになります。

●動脈硬化の新しい考え方

いまや〃メタボ〃で通用するメタボリック症候群。では、どんな意味だったでしょうか？

「うちのお父さんもメタボだって言っていたけど、ちゃんとした意味は忘れてしまったわ」

こんな方も多いと思います。

——メタボは、一つひとつは軽くても、危険な要素がいくつか重なると動脈硬化を起こしやすくなるという考え方

動脈硬化というのは、動脈がもろくなったり、血管の内側が狭くなったりするものです。

——動脈硬化になると心臓病（狭心症や心筋梗塞）、脳卒中（脳梗塞や脳出血）など、生命にかかわる重大な病気を起こしやすくなる

これまで、動脈硬化の犯人として悪玉コレステロール（ＬＤＬ）が挙げられていました。でも、これ以外にも動脈硬化を起こす要素がいろいろと考えられるようになり、新しい研究から世界で認められた考え方がメタボリック症候群なのです。

●アロエベラで、メタボにサヨナラ

メタボかどうかの判断の大前提は肥満（ウエスト径）です。それに加えて血糖値、中性脂肪値、血圧の三つが判断ポイントになります。

ここまで、アロエベラのいろいろな働きをお話してきました。その中の次のような働きが、メタボ解消で活躍してくれます。

①血糖値を正常にする
②中性脂肪値を正常にする
③血圧を正常にする

どうですか。この三つの働きは、メタボの判断ポイントになる3要素をそのまま解消してくれます。これ

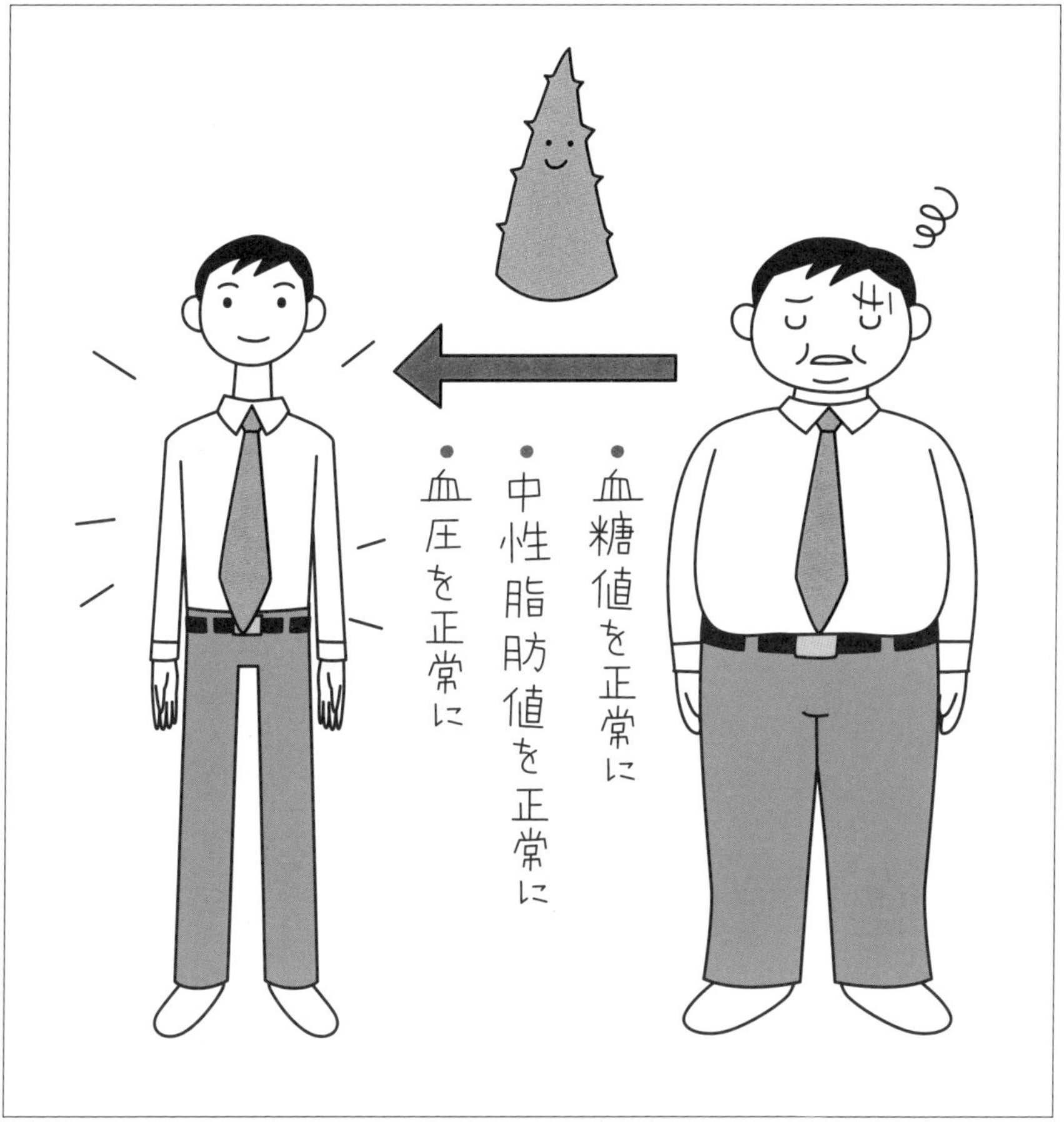
・血糖値を正常に
・中性脂肪値を正常に
・血圧を正常に

も、身体の機能を正常な状態に保とうとするアロエベラのすばらしい働きによるものです。

38ページのユー教授らによる動物実験でも、肝臓の活性酸素の抑制とコレステロールの減少が認められました。これは、心臓病予防に役立つというアガーウェル博士の研究成果とも符合します（126ページ）。

もう一つ、アロエベラには、メタボのリスクを根本から解消してくれる働きもあります。

――ダイエットの補助食品に用いれば、その効果でメタボの大前提になる肥満が解消される

もうメタボにサヨナラです。血糖値や中性脂肪値、血圧への効果もより大きくなり、動脈硬化の不安もどんどん小さくなることでしょう。

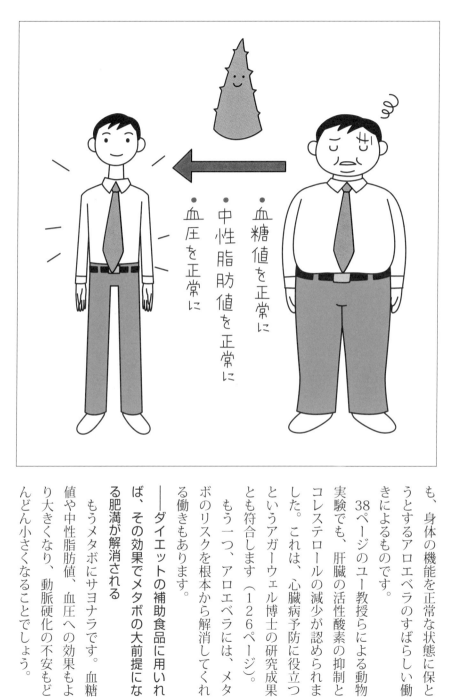

高血圧・低血圧が改善されるの？

アロエベラには、高血圧でも低血圧でも、血圧を正常にしてくれる働きがあります。これも、アロエベラならではのすぐれた調整作用です。

●高血圧が正常な血圧になる

高血圧を甘く見る人もいますが、放っておくと動脈硬化が早まり、脳卒中や心臓病（狭心症、心筋梗塞）のリスクがぐんと高くなります。

そこで降圧剤ですが、降圧剤はあくまで対症療法です。一生やめられないケースが少なくないうえ、嘔吐《おう》、下痢、頭痛といった副作用の心配もあります。

「でも、ほかに方法はないでしょ？」

いえ、アロエベラは高血圧を根本から改善してくれる期待があります。

——血管に弾力をもたらす、血液の循環をよくする、血中のコレステロールを減らす……。アロエベラのこうした働きが高血圧を正常な血圧に調整してくれる

また、血圧の調整には、ビタミンC、Eも関係しています。

——ビタミンB12、C、Eとアロエベラゲルエキスの併用が、これらビタミンの血中濃度を高く保つ

血圧の調整に関係するアロエベラのこの働きを突き止めたのはサクラトン大学のヴィンソン博士、アテローム・メタボリック研究所のデバラ博士です。

●約76％の人で高血圧が正常な血圧にもどった

アロエベラの高血圧への具体的な効果は、インドのアガーウェル博士の研究で分かっています。

対象は５０００人の狭心症患者さん。このうち２１５１人が高血圧でしたが、約75％の１６２６人で血圧が正常にもどっています。降圧剤が必要な患者さんでも、量を半分から4分の1に減らせたようです。

さらに、アラブ首長国連邦のアフザル医師のグループも、アロエベラが高血圧を正常にする働きを証明し

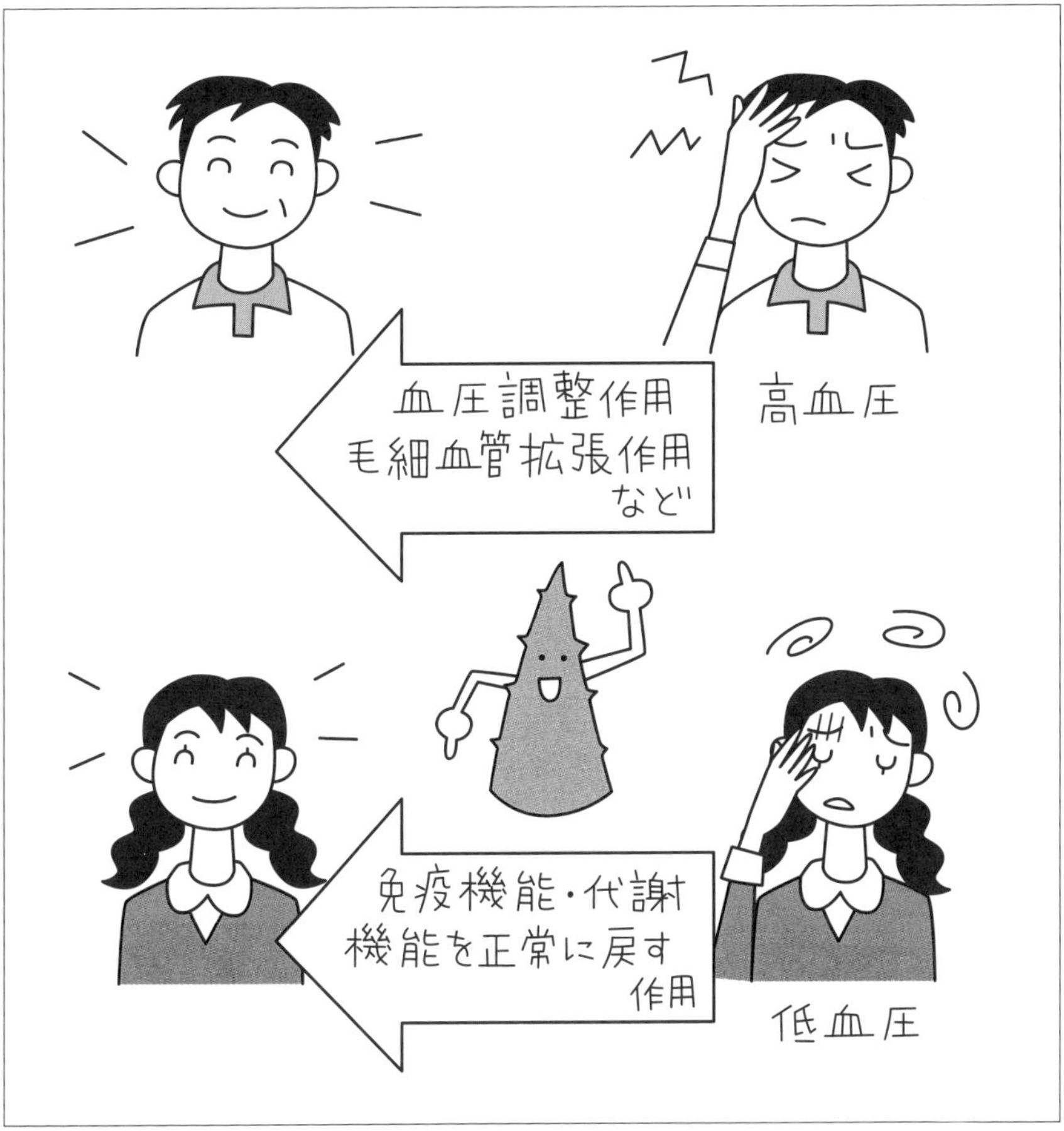
血圧調整作用
毛細血管拡張作用
など
高血圧
免疫機能・代謝
機能を正常に戻す
作用
低血圧

ています。

調整作用で低血圧も正常になる

高血圧の一方、低血圧があります。改善には、積極的に必須栄養素を摂り入れ、身体の免疫機能と代謝機能を正常にすることが第一です。

アロエベラには必須栄養素がたっぷり含まれているうえ、免疫機能と代謝機能を正常にする働きがあります。この働きは、低血圧を正常にする働きそのものと言えます。

また、低血圧には貧血がつきものですが、アロエベラは全身の栄養状態のバランスを改善してくれます。

栄養状態のバランスがよくなれば貧血も改善され、ここからも低血圧の改善効果が生まれてくることでしょう。

胃腸の具合や胃腸病がよくなる？

胃酸が出すぎると胃炎や胃カイヨウ、十二指腸カイヨウになりやすくなります。アロエベラは胃の働きを正常にし、これらの症状や病気を改善します。

●胃炎や胃酸過多がラクになる

カリフォルニア州ポーリング医・科学研究所のブランド博士は、次のようなアロエベラの胃への効果を確認しています。

——アロエベラには胃の神経をしずめ、胃酸を中和する働きがある

博士は、健康な男女10人にアロエベラジュースを飲んでもらい、胃の中のpHが平均1・88増加することを確認したのです。pHの増加はアルカリ性に傾いたことを示し、胃酸が中和されたことを語ります。

——アロエベラは胃腸の調子を整える

これも博士の発見ですが、タンパク質がきちんと消化され、吸収がよくなったのです。こうしたことから、アロエベラは急性や慢性胃炎、神経性胃炎、胃酸過多症をラクにすると考えられます。

●胃カイヨウを改善する

「ストレスが多くて、胃や腸にカイヨウができた」

最近はこうした方が激増していますが、カイヨウというのは、粘膜がただれたり、傷ができた状態です。

胃カイヨウも胃酸過多の人に多く、アロエベラは効果を発揮します。

①多糖体が、カイヨウの表面を覆う。そのことで傷ついた胃壁が胃酸から守られ、痛みが少なくなる

②アロエウルシン（乳酸マグネシウム）が傷ついた粘膜の細胞を元気にし、修復する

③アロエベラのその他の成分も協力し、胃が正常な状態にもどることを助ける

ピロリ菌も胃カイヨウの原因になります。ラットを使った実験で、アロエベラゲルには、胃カイヨウ薬の

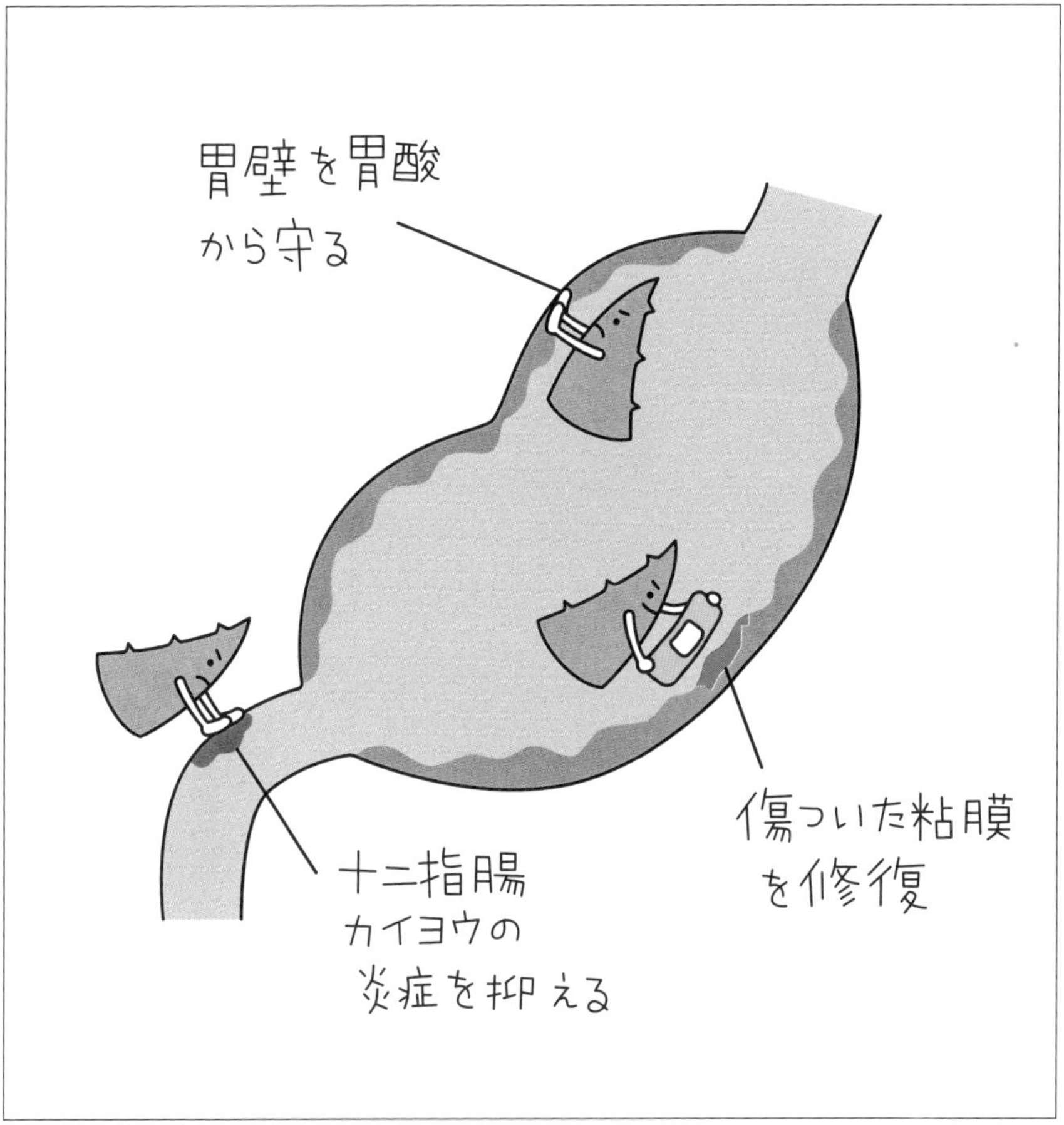
胃壁を胃酸から守る
傷ついた粘膜を修復
十二指腸カイヨウの炎症を抑える

「スクラルファート」と同じ程度の効果が認められています。

● 十二指腸カイヨウも完治した

十二指腸カイヨウも胃酸過多がほとんどで、フロリダのサウス・ブロワード病院のブリック医師たちは、アロエベラゲルの十二指腸カイヨウへの効果を確認しています。

患者さんは12人、投与されたのは1日1回、わずかスプーン1杯です。1年後、すべての患者さんで十二指腸カイヨウが治っており、再発も見られなかったのです。

胃カイヨウの改善と同じ働きのほか、十二指腸の炎症を抑える「H_2ブロッカー剤」と同じような作用が働いたと考えられています。

肝臓の働きがよくなるのはなぜ？

アロエベラは肝臓の働きを正常にし、肝臓の働きを高めてくれます。急性肝炎、慢性肝炎、初期の肝硬変などの改善が期待されます。

肝臓は巨大な化学工場

肝臓は働き者――。多分、このことは聞かれたことがあるでしょう。

では、肝臓にはどれくらいの細胞があると思いますか？　なんと、その数は約３０００億個！

「そんなに細胞が多いの！　それだけたくさんの細胞がどんな働きをしているの？」

――肝臓は巨大な化学工場。同じような働きの工場を建設するには、東京23区とほぼ同じ広さが必要

これだけでも、肝臓に脱帽です。

肝臓のこのものすごい数の細胞はそれぞれ独立した化学工場のように、栄養の分解や再合成、それに解毒などの大切な働きをしているのです。

アロエベラは黙々と働く肝臓の働きを高め、保護する

この働き者の肝臓の別名を、〝沈黙の臓器〟と言います。

何か故障があっても、大事な役割のためになかなか症状があらわれません。それが別名の由来です。

アロエベラは、黙々と働くこの肝臓の働きを助け、高め、保護します。

①血液の循環をうながす働きが、門脈（腸から肝臓への血管）の流れをよくする

②多糖体の強力な解毒作用が、肝臓の解毒作用を助ける

アロエベラを摂ると肝臓の働きが助けられ、機能が高まります。〝化学工場〟がフル回転するのです。

このことから肝臓病の予防や改善、急性肝炎や慢性肝炎、初期の肝硬変にも改善作用が期待されます。

肝硬変が大幅に改善された

肝硬変の患者さんは、30％以上が肝臓ガンになると言われています。

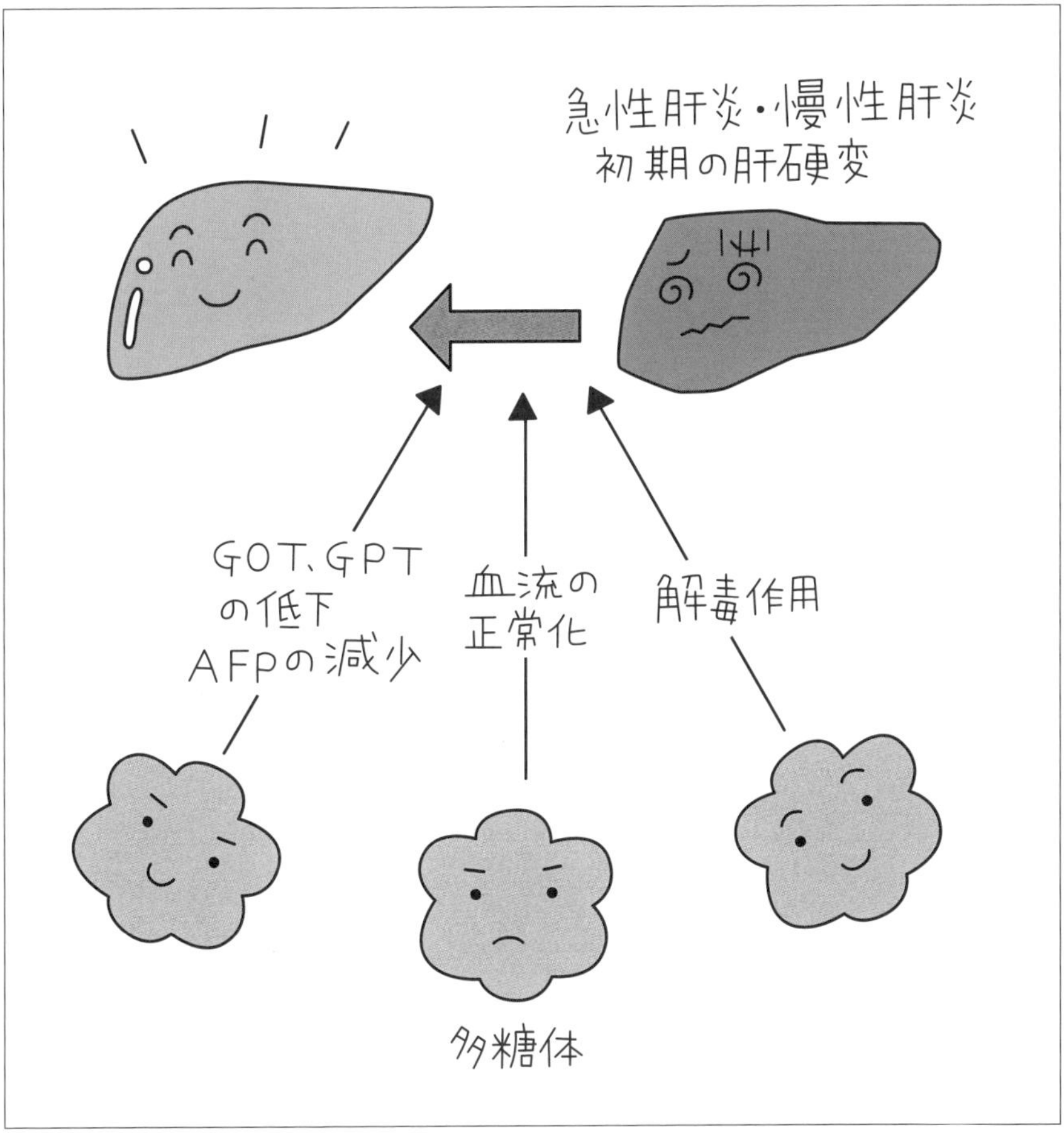

和歌山県立医科大学の湯川進教授は、臨床研究の結果、肝硬変へのアロエの効果を報告しています。

肝硬変の患者さんに投与されたアロエエキスは、1日5～10ミリリットル。これを1～3年間投与した結果、GOT、GPTなどが大幅に低下したほか、倦怠感、食欲不振、お腹の張りなどが改善されたのです。

注目は、AFP（α‐フェトプロテイン）の減少です。AFPは、大人では肝臓ガンだけに出るタンパク質ですが、投与期間中、肝硬変からガンに移行した人はゼロ。減ったAFPとの関係が注目されます。

この臨床で使われたのはキダチアロエですが、当然、アロエベラでも同じような効果が得られるはずです。

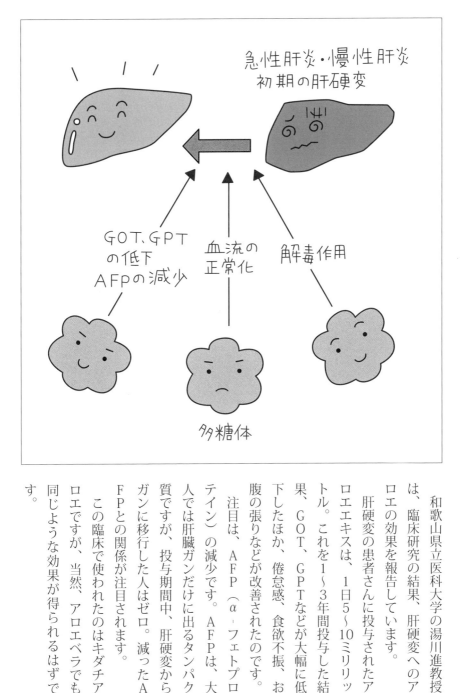

気管支ゼンソクや気管支炎にも？

気管支の病気の原因には、アレルギーなど内因性と細菌などの外因性の二つがあります。アロエベラはそのどちらにも作用が確認されています。

●62・5％という画期的な治癒率

１９８５年――。私は、34年前のこの年を忘れられません。

この年、私は、気管支ゼンソクへのアロエの臨床研究をおこないました。この研究こそ、私のアロエ研究の本格的スタートだったからです。

研究は、国立相模原病院のリウマチ・アレルギー臨床研究部の信太隆夫部長グループとの共同研究でした。

研究の対象は33人。インフォームドコンセントをしっかりおこなったあと、6カ月間、アロエエキスを口から摂ってもらいました。

その結果、ステロイド剤を使ったことのない51歳以上の方で、62・5％という画期的な率で気管支ゼンソクが治りました。

使ったのはキダチアロエでしたが、アロエベラにも同じ効果が期待できます。

●内因性にも外因性にも効果

気管支炎や気管支ゼンソクのおもな原因には、アレルギーによるもの（内因性）と細菌・ウイルスによるもの（外因性）があります。

いま紹介した臨床では、外因性の方が12人、内因性の方が21人でした。そのどちらにもアロエは効果を示しましたが、とくに内因性に高い有効性が見られました。

少しの差はありますが、どちらが原因の気管支ゼンソクでも効果があらわれるのは驚くべきことです。

●気管支ゼンソクを抑える仕組み

この結果を見て、こう思われた方もおられるでしょう。

「どうして、アロエは内因性と外因性の両方に効果が出るの？」

まず、細菌やウイルスが原因の外因性を考えましょう。この種の気管

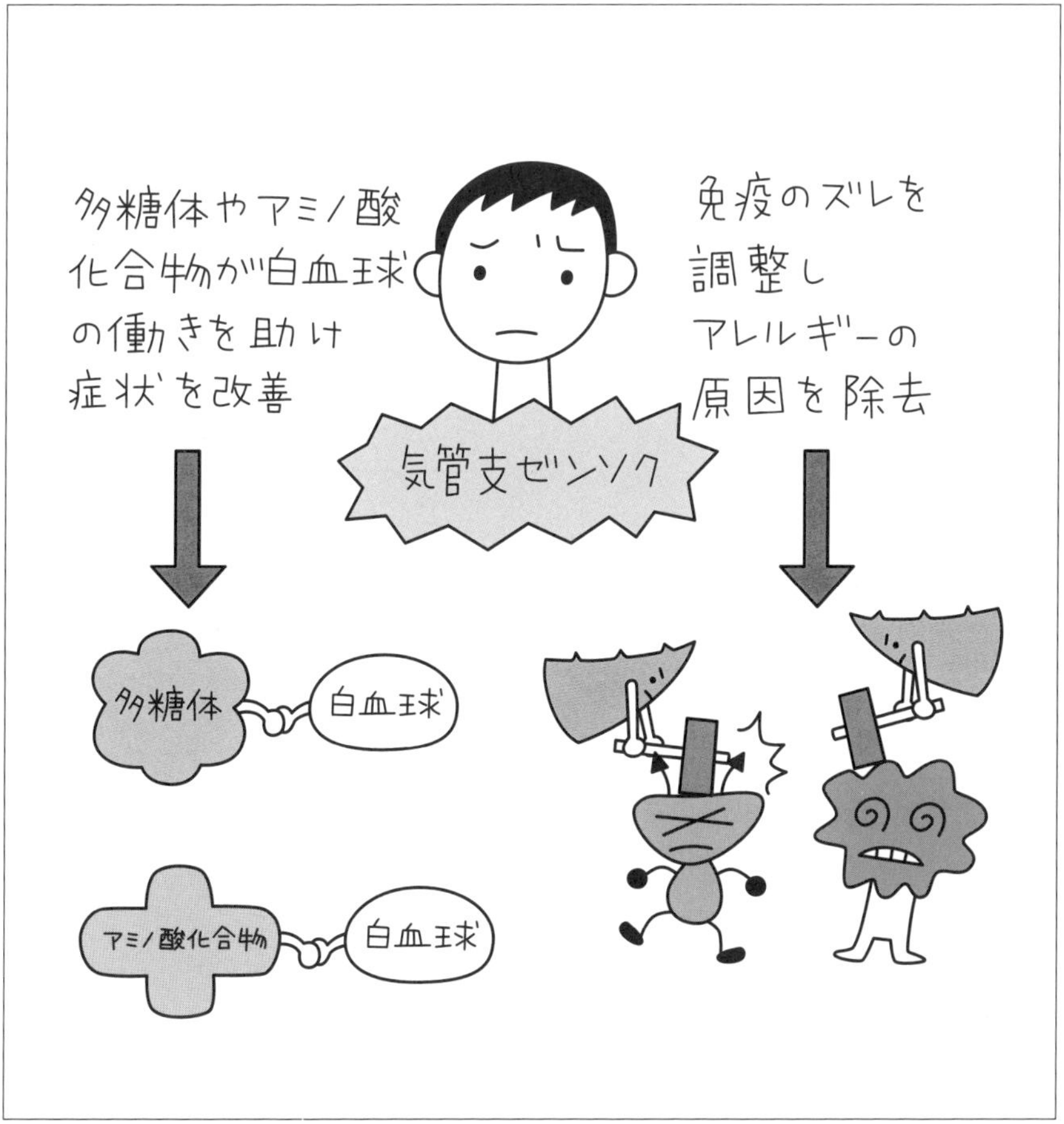
多糖体やアミノ酸
化合物が白血球
の働きを助け
症状を改善
免疫のズレを
調整し
アレルギーの
原因を除去
気管支ゼンソク
多糖体
白血球
アミノ酸化合物
白血球

支ゼンソクでは、白血球が炎症を懸命に食い止めようとします。

アロエベラの多糖体、糖と結びついたタンパクなどは白血球の働きを助け、症状を改善します。そこに炎症をしずめる作用、抗菌作用も加わって症状が改善されます。

アレルギーが原因の内因性の場合、免疫の働き方のズレが問題です。こうした気管支ゼンソクでは、アロエベラの免疫調整作用が活躍します。

この調整作用で免疫が正しく働くようになれば、アレルギーの原因が消えます。その結果、症状が軽くなったり、治ったりするのです。

アロエベラは、使用も効果も年齢を選びません。どんな方でも、安心して使えるすばらしい素材です。

心臓病などの予防にも役立つの？

心臓病では狭心症と、狭心症が進行した心筋梗塞が怖い病気です。わずかなアロエベラゲルで狭心症が治った報告があり、その作用は注目です。

●狭心症の患者さんの心電図が正常になった

「アロエベラで、不整脈から解放されました」

「アロエベラで、動悸《き》が治りました」

アロエベラの成分が心臓に直接作用することはありませんが、不整脈などの改善は数多く報告されています。そればかりではありません。

――アロエベラは狭心症にすばらしい効果がある

この効果を医学的に確認したのは、高血圧への効果を示したアガーウェル博士です。

5000人の患者さんは朝食時と夕食時に、100グラムのアロエベラゲルを摂りました。

その結果、3カ月から1年で、5000人中の4652人の心電図が正常になったのです。違う表現をすれば、狭心症が治ったのです。

●なぜ、狭心症がよくなるの？

アガーウェル博士の報告がなければ、アロエベラの狭心症への効果など信じられないかもしれません。

アロエベラの狭心症への効果の秘密はまだ分かっていませんが、次のようなことが考えられます。

①血液循環がよくなって心臓が元気になる

②多糖体などの働きで、硬くなっていた血管の壁がやわらかくなる

③コレステロールの吸収が抑えられ、血管内のコレステロールが少なくなる

④抗酸化成分の働きで、活性酸素が抑えられる

これらの働きは、高血圧や動脈硬化の根本的な改善につながります。そのことで心臓機能が強化され、狭心症がよくなることが考えられます。

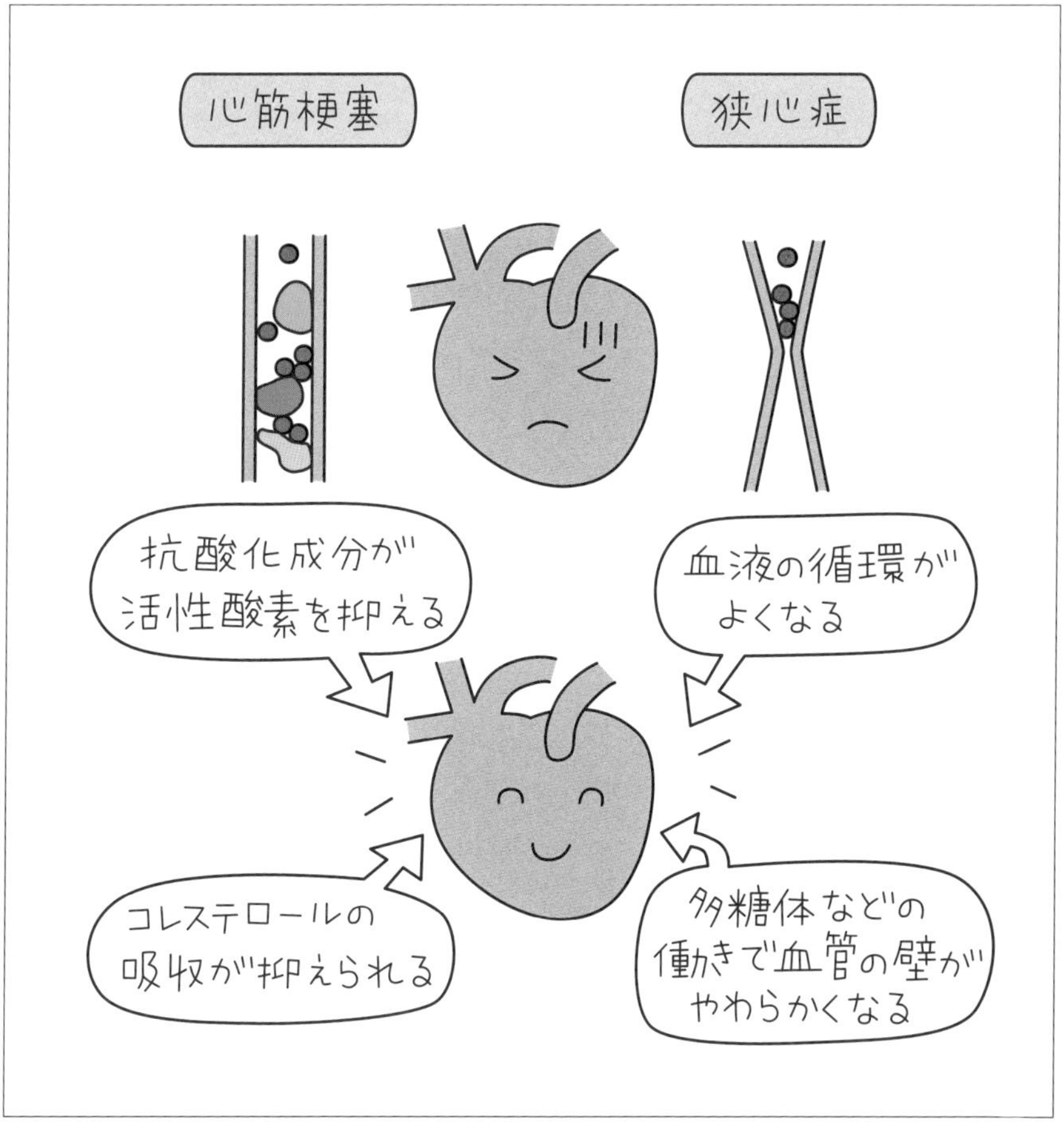
心筋梗塞
狭心症
抗酸化成分が
活性酸素を抑える
血液の循環が
よくなる
コレステロールの
吸収が抑えられる
多糖体などの
働きで血管の壁が
やわらかくなる

●心筋梗塞の予防も期待できる

心臓は、筋肉（心筋）でできています。その心筋に酸素と栄養を送る血管が冠動脈です。

冠動脈が狭くなると血液の流れが悪くなり、心筋が酸素不足に陥ります。これが狭心症です。

狭心症が進行すると、心筋梗塞を起こしやすくなります。心筋梗塞は冠動脈が血栓で詰まるもので、死亡リスクが高くなります。

――健康なときからアロエベラを摂れば狭心症の予防が期待され、心筋梗塞の予防にもつながる

なお、私の研究では、キダチアロエからイソクエン酸カルシウム塩を取り出し、この化合物のカルシウムによる強心作用を証明しています。

関節症や慢性関節リウマチにも?

多糖体はヒザや股関節の潤滑剤として働き、痛みを軽くします。また慢性関節リウマチでは、免疫を調整する働きが原因を取り除く働きをします。

●変形性のヒザ関節症や腰痛症、頸椎症に効果の期待が

ある程度の年齢になると、ヒザや腰が痛むようになります。

「私、変形性のヒザ関節症。歩くと痛くて、つい出不精になって……」

「あら、私は変形性の腰痛症なの。お互い、痛くてイヤよね」

整形外科などに行くと、こんな会話がよく交わされています。

関節にはニカワのような組織がありますす。老化するとその組織が少なくなって骨同士が直接こすれるようになり、関節にひどい痛みを覚えるようになるのです。

アロエベラは、変形性関節症の改善に効果が期待できます。その効果は、アロエベラにたっぷり含まれている多糖体によるものです。

——アロエベラの多糖体が体の中に入ると、ヒザや股関節の潤滑剤として働く。この働きで、変形性関節症に効果を発揮してくれる

変形性の頸椎《つい》症や腰痛症も、同じような原因で起こります。治療と並行して、アロエベラを試してみてはいかがでしょう。

●免疫を調整する作用から、慢性関節リウマチにも治療効果が

女性では、慢性関節リウマチで悩んでいる方も多くいます。

——慢性関節リウマチは、女性が男性より3倍も多い

こんなデータもありますが、アロエベラは慢性関節リウマチにも効果を発揮します。報告者は、第1章でもご紹介した「シンフォニー・オーケストラ効果」の生みの親、ペンシルベニア医科大学ボディアトリック(手足療法科)のデイビス教授です。

教授は、まずラットに慢性関節リウマチに似た症状を起こさせています。そのあと獣医が用いる抗炎症剤

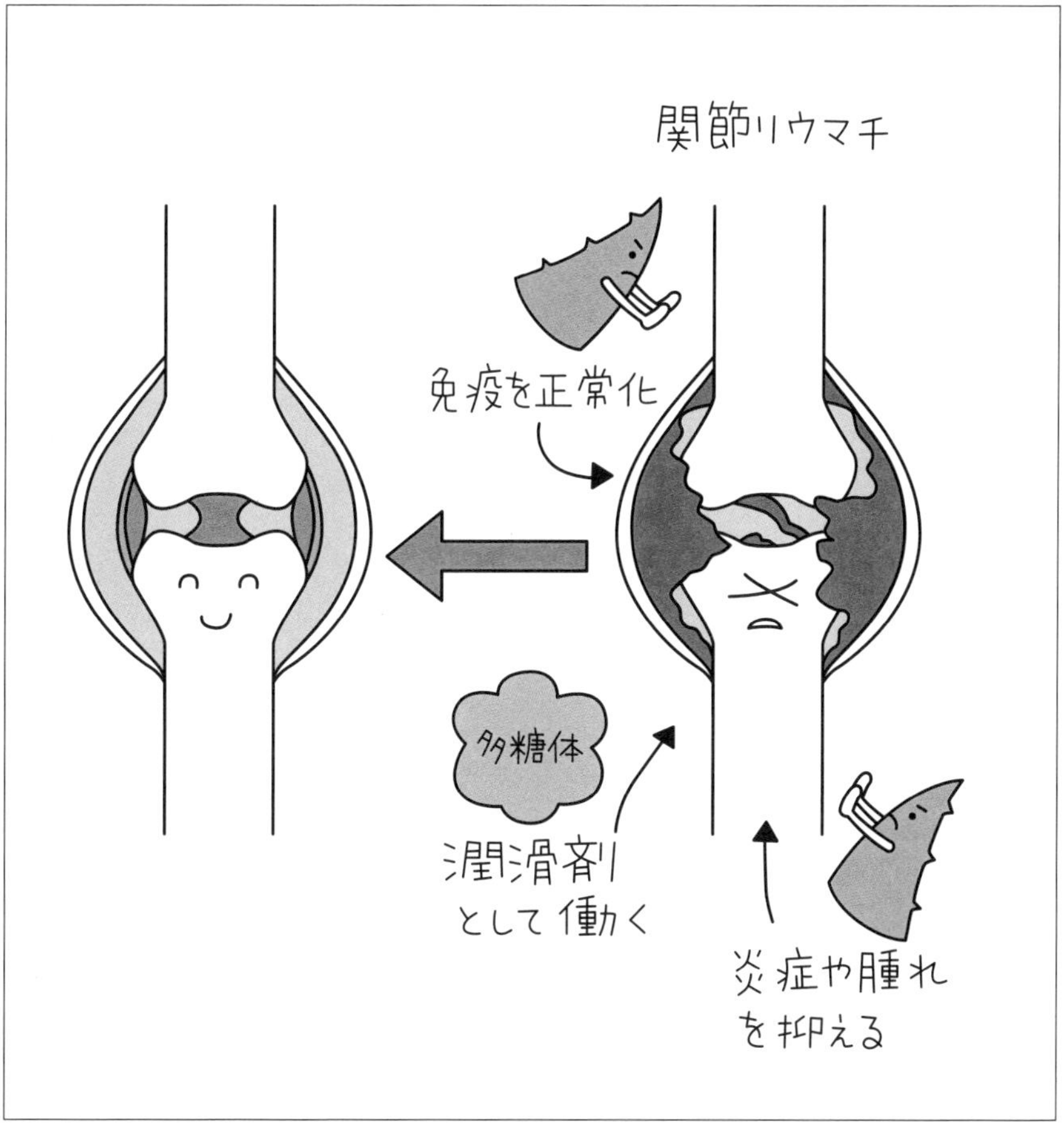

と、アロエベラの成分との効果を比較したのです。

――腫れのおさまりは、抗炎症剤が17％強。アロエベラの成分であるアントラキノンでは67％、アントラニール酸では80％。アロエベラの成分のほうが抗炎症剤よりはるかに成績がよかった

慢性関節リウマチの原因は、免疫機能が誤作動して自分を攻撃することによって発生したと考えられています。

アロエベラには、免疫を正常に調整する働きがあります。この働きで慢性関節リウマチが根本からよくなるほか、潤滑剤として働く多糖体、炎症・腫れを抑える成分もチームに加わり、改善効果が大きくなります。

インフルエンザの予防に効果は？

ワクチン注射をしても、インフルエンザにかかることもあります。でも、アロエベラの免疫調整作用がウイルスと戦い、予防に働いてくれます。

ワクチン注射をしても、なぜインフルエンザにかかるの？

毎年のように、インフルエンザが流行します。風邪はごく周りにいるウイルスが原因ですが、インフルエンザの原因は感染力の強いインフルエンザ・ウイルスです。

「インフルエンザ予防でワクチン注射をしたの。だから、大丈夫！」

こう言われるかもしれませんが、ワクチンを注射しても、インフルエンザにかかって苦しい思いをすることがよくあります。

インフルエンザ・ウイルスにはA型（ソ連型、香港型など5タイプある）、B型、C型の3種あり、流行するのはA型とB型です。

ワクチンは、流行しそうなウイルスの型を予想して、そのウイルスと戦う武器（抗体）を免疫系につくらせるために注射します。ワクチンが効かなかった理由として、大きく次の二つがあります。

①予想したウイルスの型が外れた

②ウイルスの形の予想は当ったが、突然変異していた

どちらにしても、ワクチンがつくった武器は働けず、お手上げになってしまうのです。

アロエベラは免疫を調整して正しく働かせ、抵抗力を増します。インフルエンザ・ウイルスが体に入っても、整えられた免疫の活躍で発症の危険が低くなるのです。

新型インフルエンザからどう身を守るか？

毎年、人から人への感染能力を持つ新型インフルエンザが世界各地で起こっています。10年ほど前には、鳥インフルエンザ・ウイルスが変異した強毒性新型インフルエンザの世

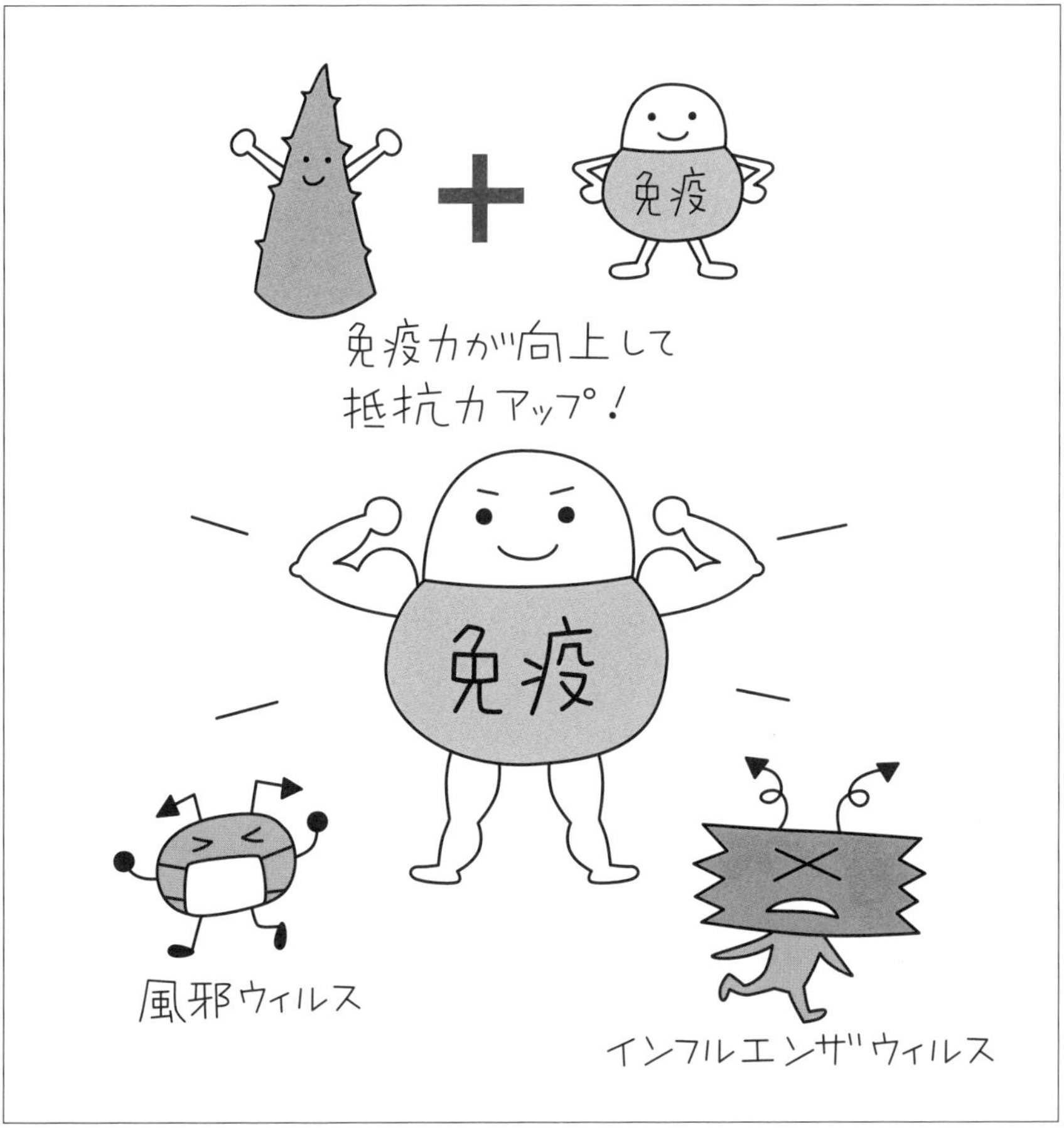
免疫
免疫力が向上して
抵抗力アップ！
免疫
風邪ウィルス
インフルエンザウィルス

界的大流行〝パンデミック〟の危険性も指摘されます。

　もし海外で感染した人が帰国して、翌日から都心の会社に出社したとすると、首都圏だけで1週間の患者数は25万人、全国で64万人が死亡するという予測もあるほどです。

――かからないようにすること

　これが、感染症の専門家が答えた予防策でした。では、その方法は？

――必要のない外出をひかえる。外出をしたら、うがいや手洗いをする。そして免疫を調整して、自分の健康と生命を自分で守る。方法はこれしかありません

　新型インフルエンザを含めたどんなインフルエンザでも、アロエベラの免疫調整力は、その大きな助けになってくれると期待できます。

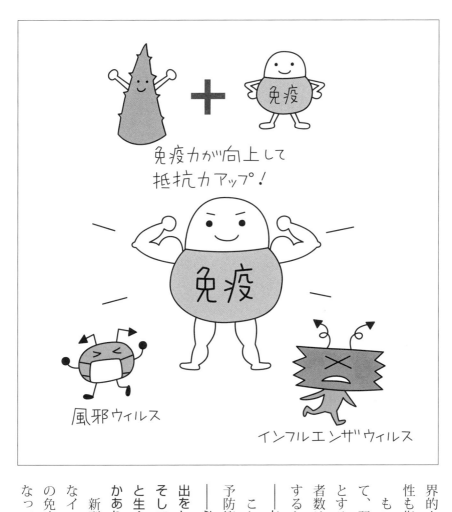

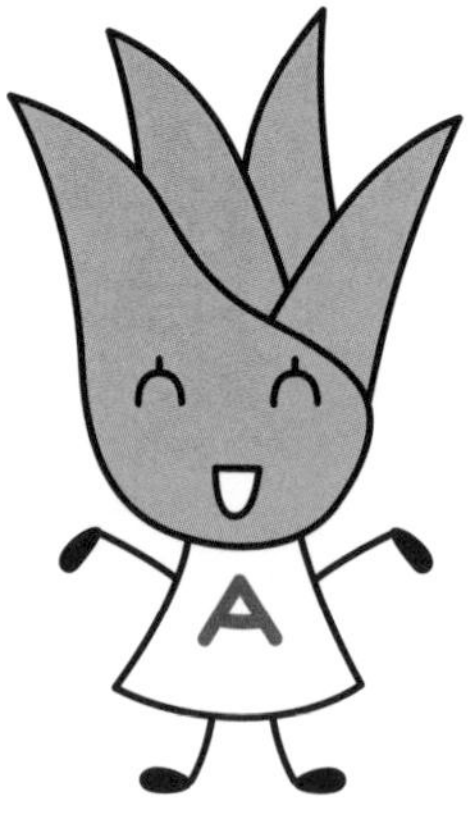
A

第5章

腸内環境とアロエベラ

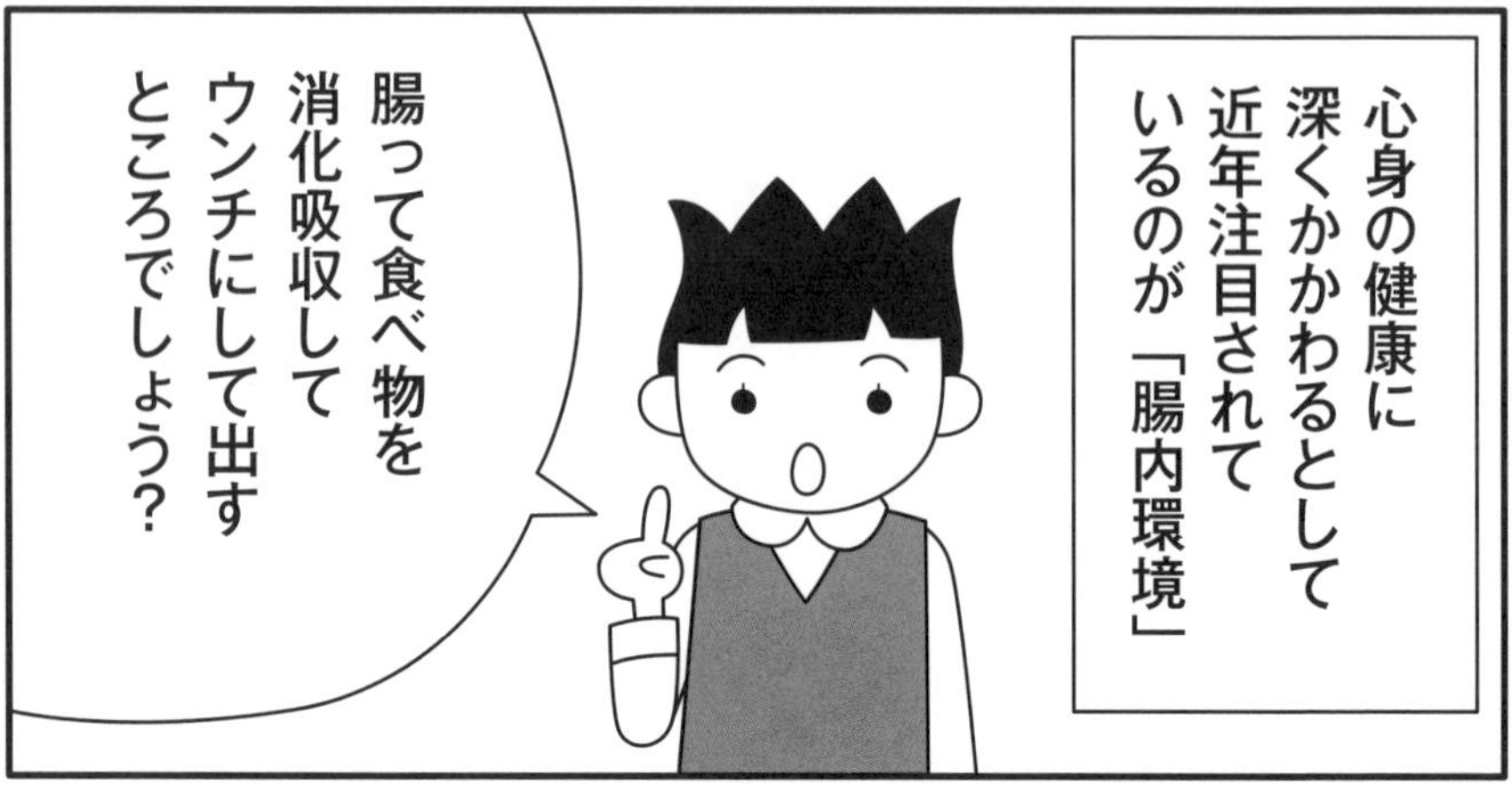
心身の健康に深くかかわるとして近年注目されているのが「腸内環境」
腸って食べ物を消化吸収してウンチにして出すところでしょう？

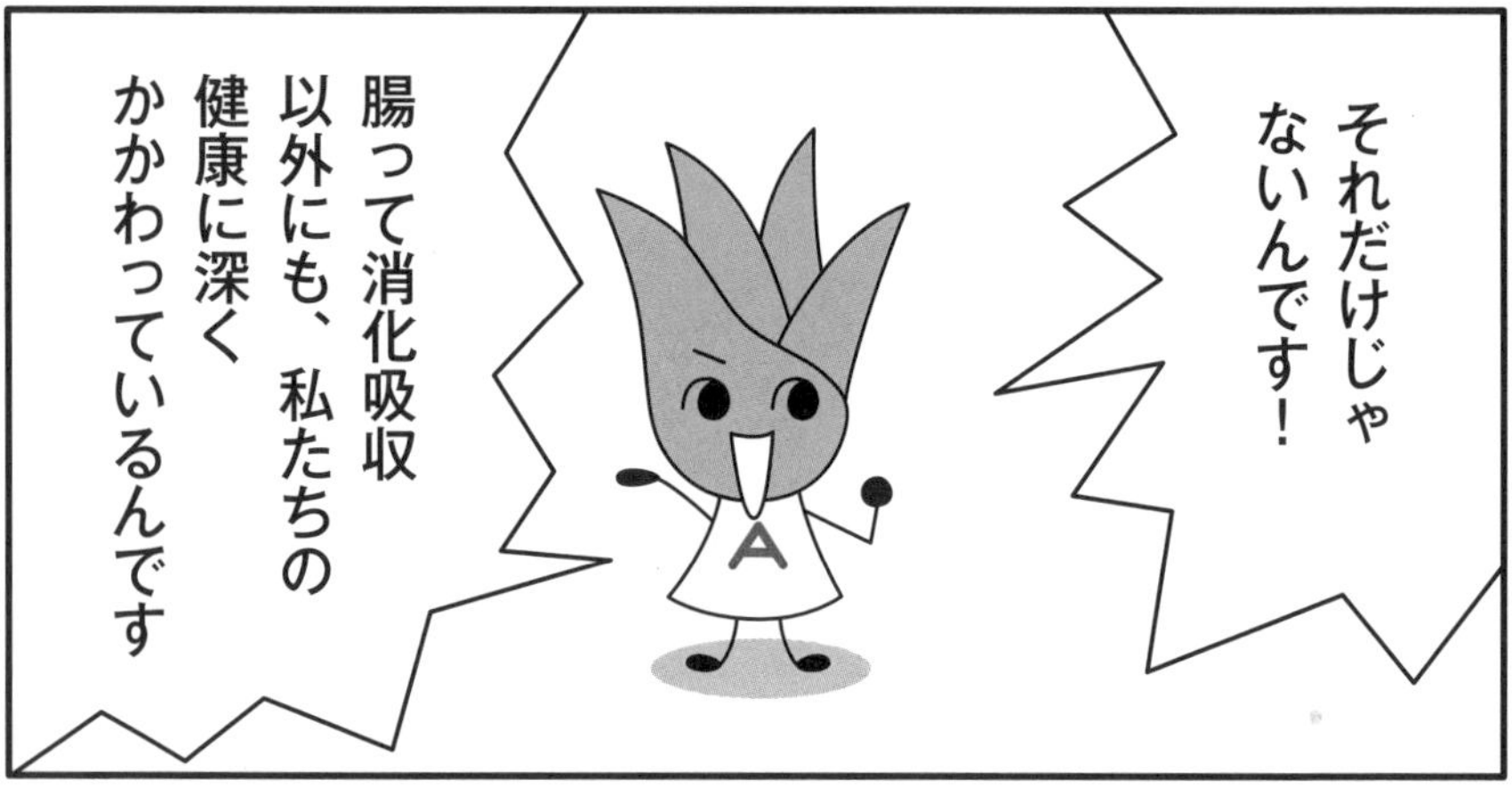
それだけじゃないんです！
腸って消化吸収以外にも、私たちの健康に深くかかわっているんです

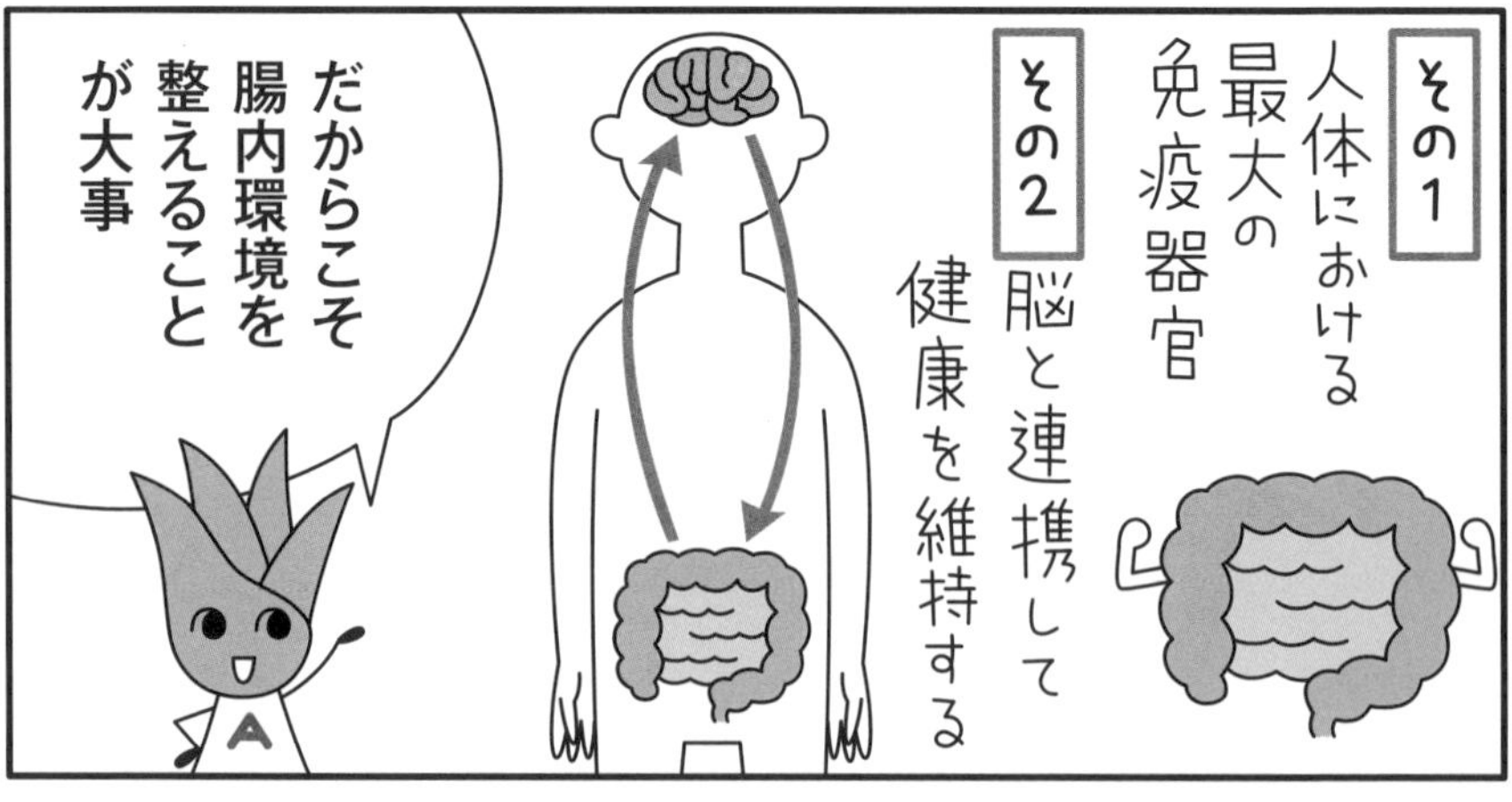
その1
人体における最大の免疫器官
その2
脳と連携して健康を維持する
だからこそ腸内環境を整えることが大事

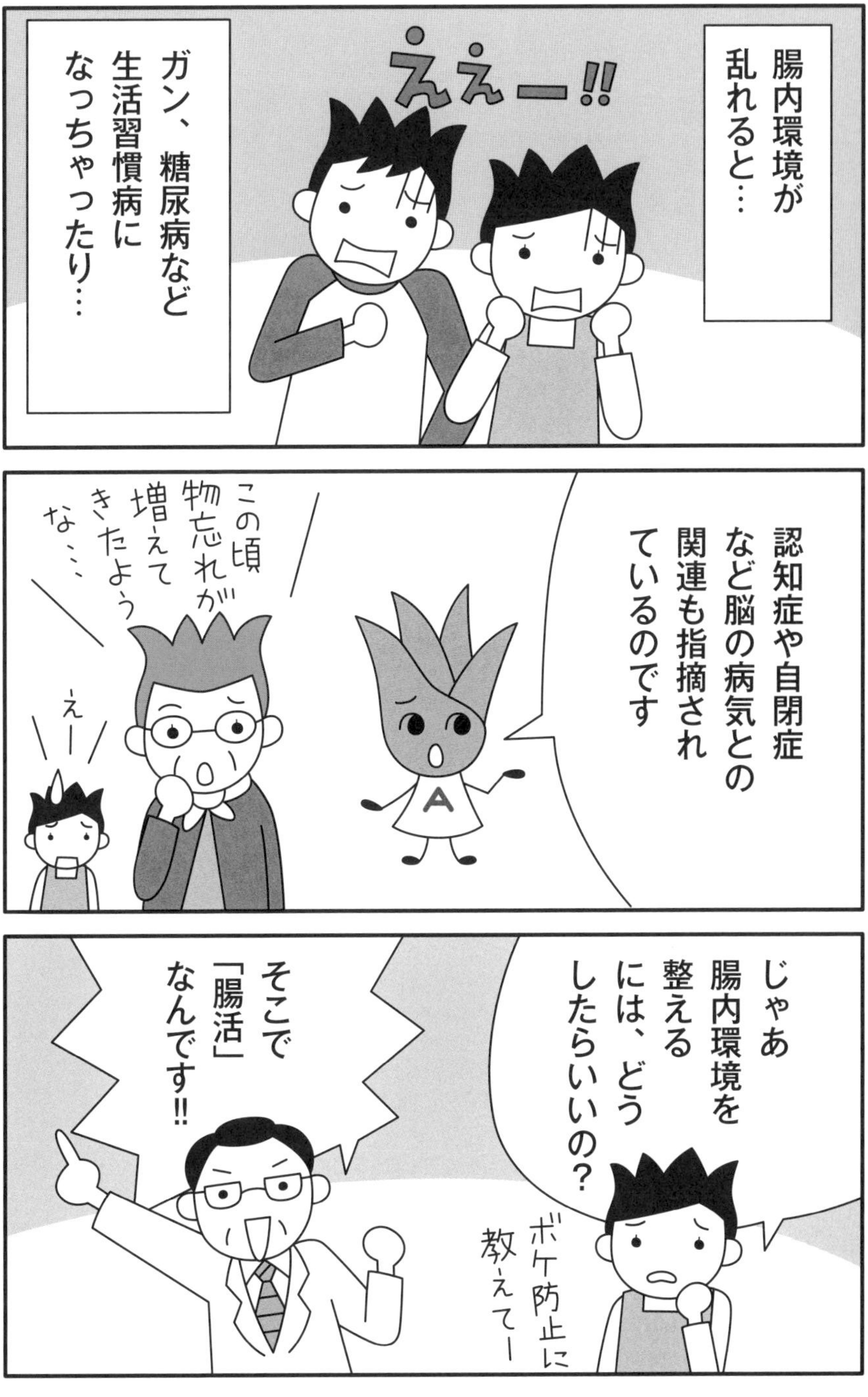
腸内環境が
乱れると…
ええー!!
ガン、糖尿病など
生活習慣病に
なっちゃったり…
認知症や自閉症
など脳の病気との
関連も指摘され
ているのです
この頃
物忘れが
増えて
きたよう
な…
えー
じゃあ
腸内環境を
整える
には、どう
したらいいの?
ボケ防止に
教えてー
そこで
「腸活」
なんです!!

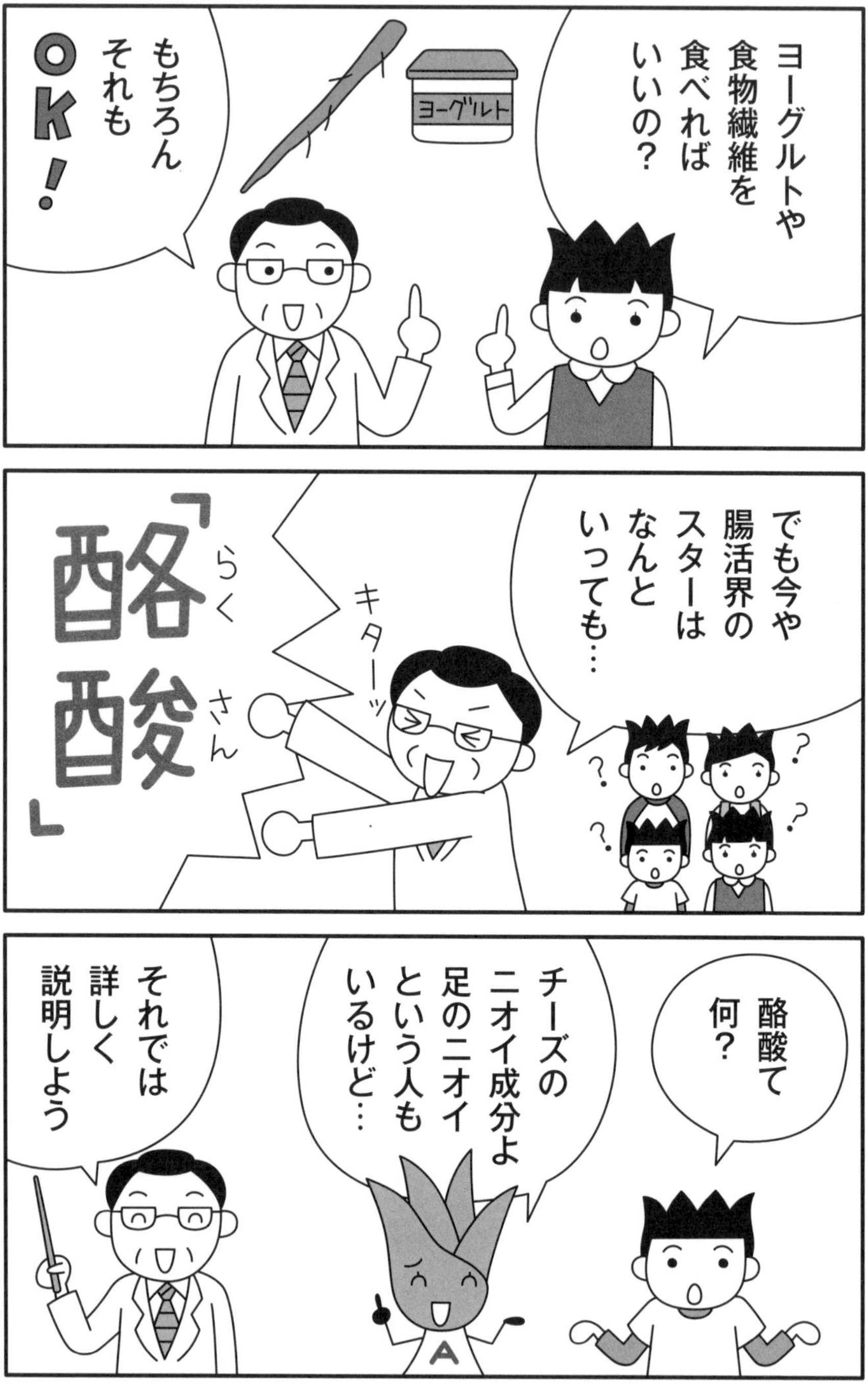
ヨーグルトや食物繊維を食べればいいの？
ヨーグルト
もちろんそれもOK！
でも今や腸活界のスターはなんといっても…
キターッ
「酪《らく》酸《さん》」
酪酸て何？
チーズのニオイ成分よ足のニオイという人もいるけど…
それでは詳しく説明しよう

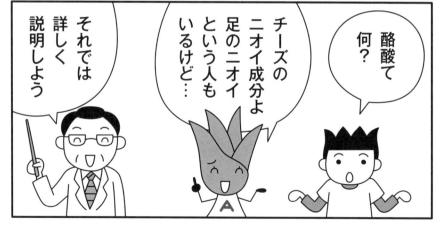

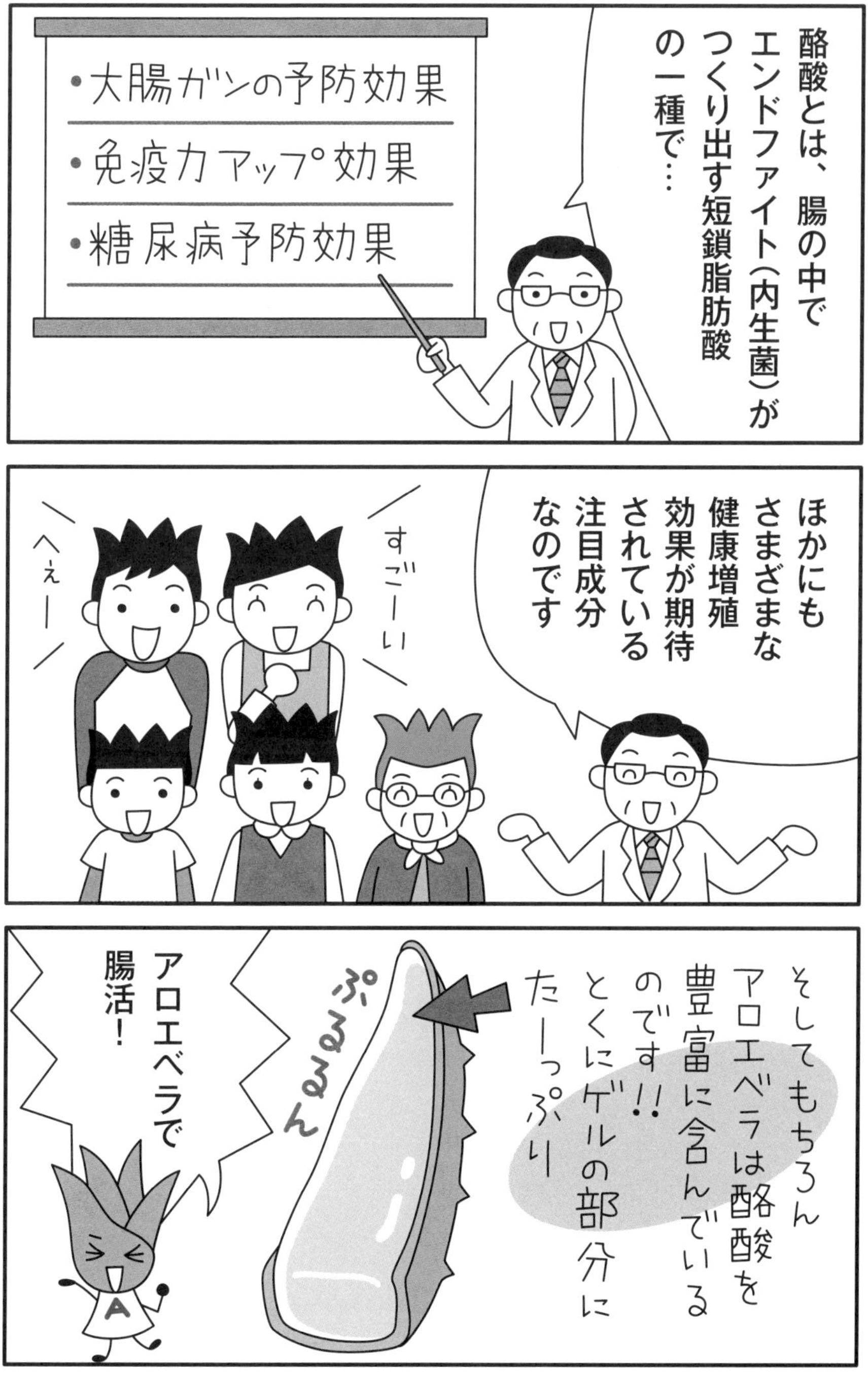
酪酸とは、腸の中でエンドファイト（内生菌）がつくり出す短鎖脂肪酸の一種で…
・大腸ガンの予防効果
・免疫力アップ効果
・糖尿病予防効果
ほかにもさまざまな健康増殖効果が期待されている注目成分なのです
すごーい
へぇー
そしてもちろんアロエベラは酪酸を豊富に含んでいるのです!!
とくにゲルの部分にたーっぷり
ぷるるん
アロエベラで腸活!

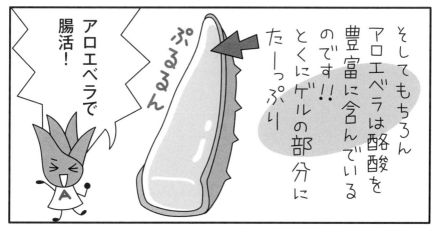

腸内環境は全身の健康に関係アリ？

腸は、胃から送られてきた食べ物を分解し、栄養素を吸収するばかりでなく、免疫をつかさどることで、全身の健康を守ってくれています。

●「腸内環境」の良し悪しが健康のカギを握っている！

最近、「腸内環境」という言葉をよく耳にします。腸は全身に影響を及ぼし、腸内環境をいかにいい状態に保つかが、健康の決め手であることが、最近になって分かってきたのです。

「腸は、食べた物を消化したり吸収して、カスをウンチにして出すのが仕事でしょう？」

確かにそうなのですが、腸の役目はそれだけではありません。

じつは、腸は「全身の免疫」に大きくかかわっているのです。

私たちが簡単に風邪を引いたり、食中毒にならなかったりするのは、「免疫機能」が働いてくれるからこそ。体内に風邪のウイルスや病原菌などが侵入してきたとき、これを撃退するのが免疫の働きです。

その腸には全身の免疫細胞のうち、なんと6割から7割もが集結しているといわれています。ちょっと驚きですね。

なぜ、腸にそんなに免疫が集まっているのでしょうか。

それは、腸が食べ物を消化吸収する場所だから。私たちが食事をして、食べ物が体内に入ってきたとき、当然ながら、一緒に病原菌やウイルスが侵入してくるリスクがあるのは否めません。

ただ、これらが体内に吸収されてしまうと困ります。その意味では腸は免疫の「最後の砦」。だからこそ免疫細胞たちが腸に集結して、ガッチリ見張ってくれているのです。

●免疫をチームで守る「腸内エコシステム」

さらに腸は食べ物を吸収する際、「危険なものか、安全なものか」を見分ける働きもしています。

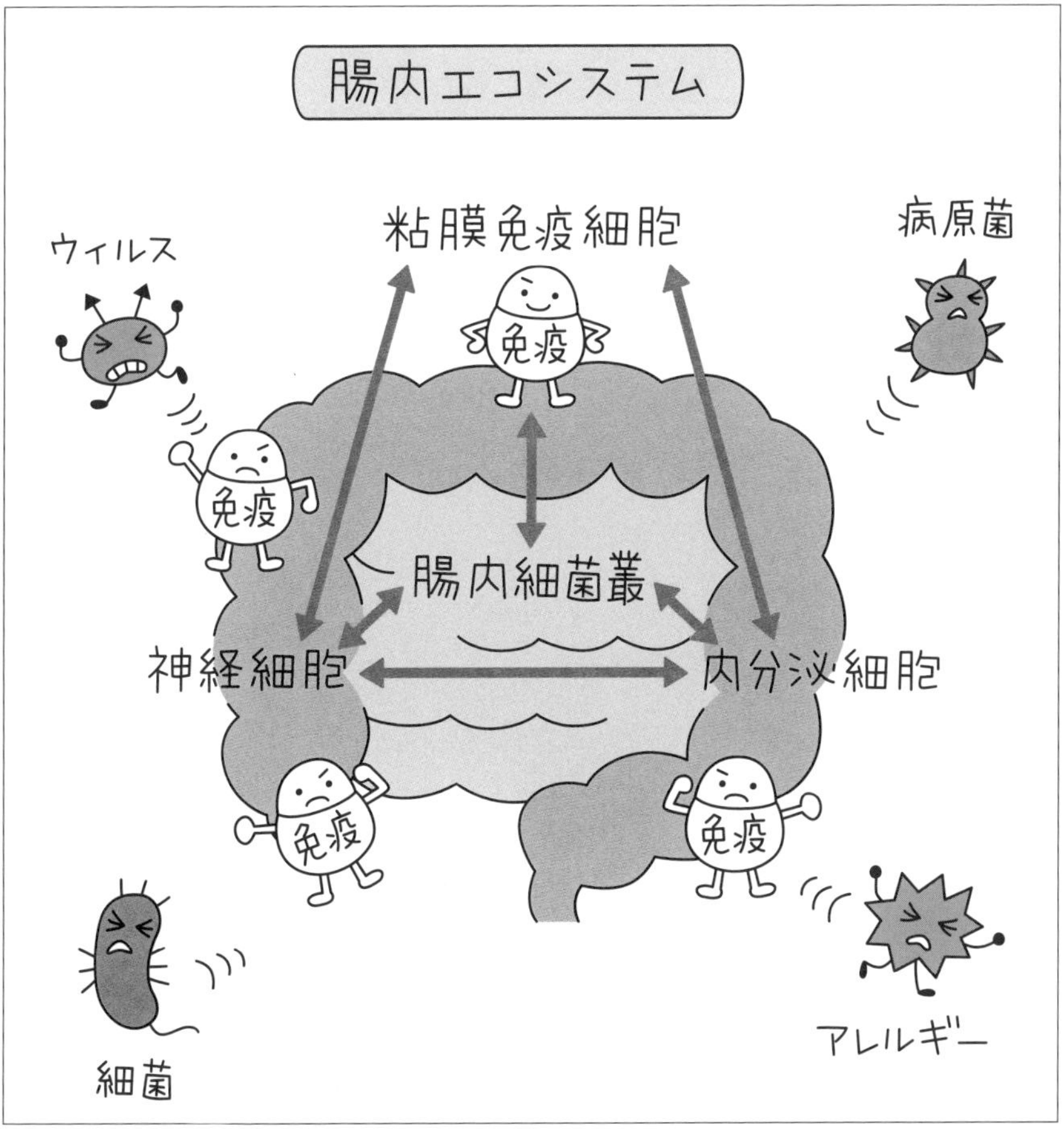

入ってきたものが「危険」と判断すると、免疫細胞はこれを「異物」と見なし、攻撃をして排除しようとします。

また、食べ物のタンパク質に対してアレルギー反応を起こさないように抑える働きもあります（ここで誤作動が起きてしまうと「食べ物アレルギー」が起こるわけです）。

こうした働きには腸に住みついている「腸内細菌」が関係しています。腸内細菌が腸内の細胞や神経細胞など、さまざまな細胞と連携して、免疫機能を担ってくれているのです。

こうした腸における機能を「腸内エコシステム」といいます。

この腸内エコシステムがあるからこそ、私たちは健康を維持できているのです。

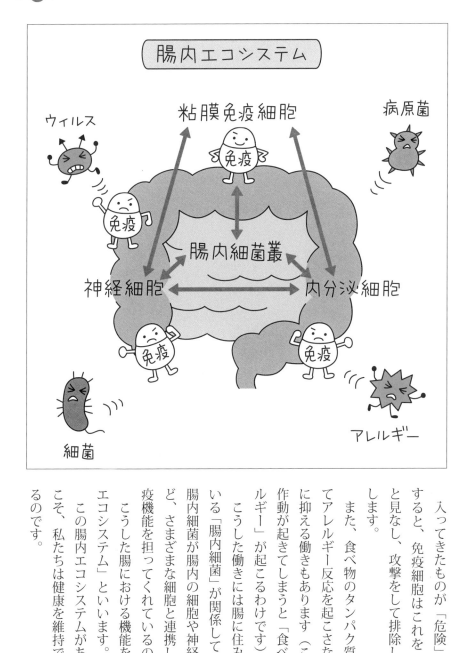

知ってますか？　腸のマルチな働き

腸は、自律神経を通じて「脳」と情報交換をすることで全身の健康状態に深くかかわっています。認知症や自閉症とも関係しているようです。

● 腸と脳はつながっている？

「腸脳相関《ちょうのうそうかん》」という言葉があります。腸と脳は自律神経を通してお互いに影響し合い、密接な関係にあるというものです。

大事なテストや重要な会議の前になるとお腹の調子が悪くなる……ということは多くの人が経験していることでしょう。

一方、ストレスや疲労があったり、環境が変わったりすると「便秘」になるというのも、実際によくある話ではないでしょうか。

逆に、腸の状態が脳に影響を与えることも知られています。腸の不調が脳に伝わり、ストレスを受けることで血行不良となり頭痛や肩こりが起こる……といったものです。

実際、うつや不安障害に悩んでいる人の多くは胃腸の不調を訴えるといわれています。

● 腸の状態と認知症が関係している？

腸内環境は認知症の発症にもかかわっていることが明らかになっています。

国立長寿医療研究センターの調査で、認知症の患者さんとそうでない患者さんを調べたところ、認知症の人は「バクテロイデス」という菌が少ないことが分かったのです。

バクテロイデスは腸内に存在する常在菌で、免疫系に非常に重要な働きをするといわれています。

なぜ腸内環境が認知症と関係するのかは、はっきり分かっていませんが、腸内の細菌の状態が脳の炎症を引き起こす可能性が考えられており、食生活の見直しで認知症リスクを減らせるようになるかもしれません。

● 腸内環境は自閉症とも関係する？

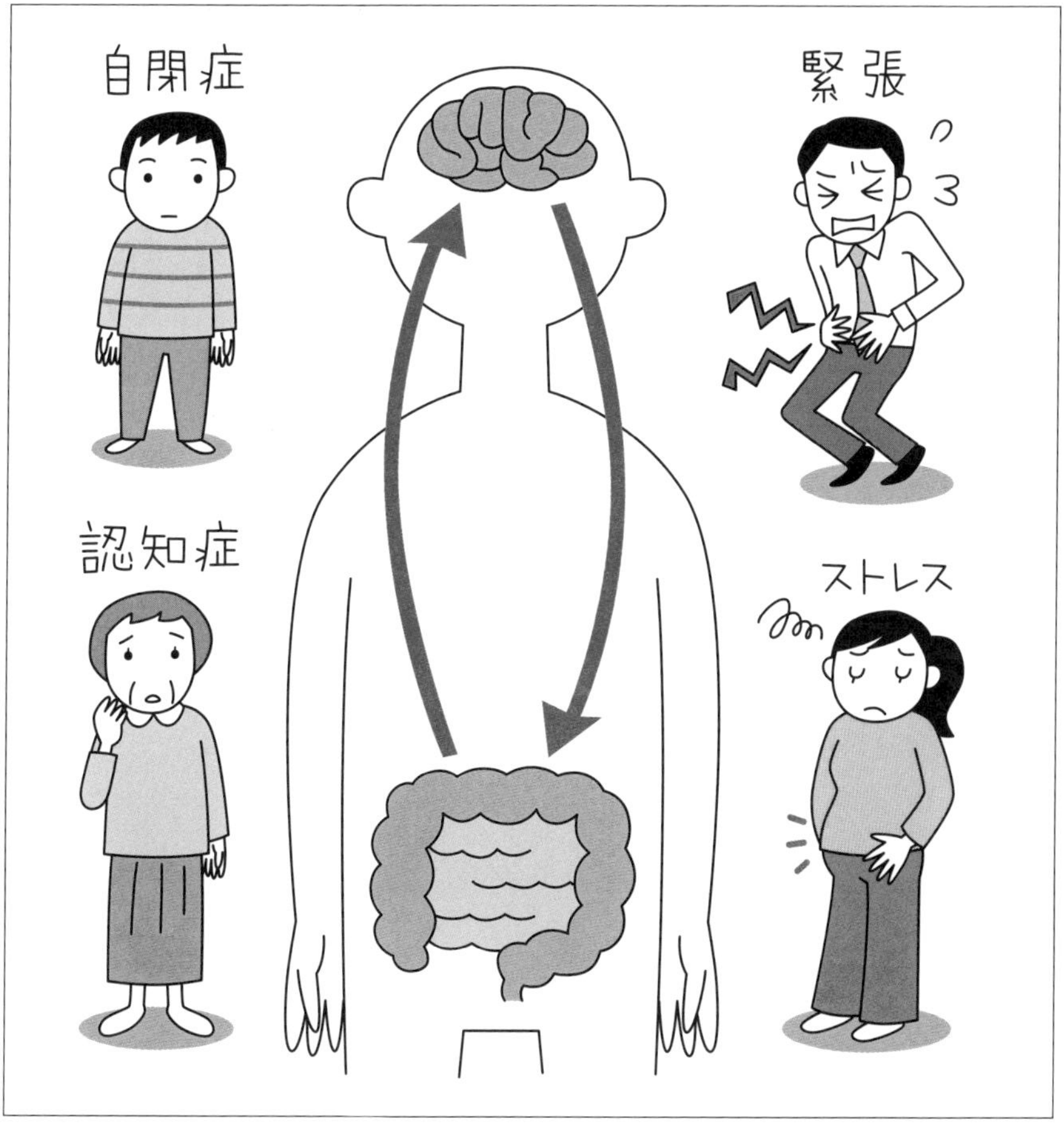

また最近では、自閉症が腸と関係していることも指摘されています。

中国人の子どもを対象にした研究で、自閉症児と健常児の腸内細菌を分析したところ、自閉症児の腸内細菌の数が極めて乏しかったという報告があります。また腸内細菌の状態にも偏りがあり、便秘の子どもも多くいました。

ほかにも自閉症と腸内環境の研究は全世界でおこなわれています。

さらに最近では、腸内環境を向上させることで自閉症の症状を改善させようという取り組みもなされています。

このように腸は決して消化吸収だけの器官ではなく、さまざまな機能を持っていて、私たちの全身に大きな影響を与えているのです。

今、注目の「エンドファイト」とは？

生きた植物内部に生息する微生物（植物共生菌）のことで、医療や農業の世界で今、大きく注目を浴びているニューフェイスです！

●あの高級食材もそうだった！

86ページで述べているように、腸内にはさまざまな細菌が生息しています。

植物にも同じように、ほぼすべての植物に細菌があり、その中のある「菌」に、最近、注目が集まっています。それが「エンドファイト」。「内生菌」とも呼ばれます。

「エンドファイト？　内生菌？　どちらも耳慣れない言葉だけど？」

そういう人も多いでしょう。

でも、じつは皆さんが知っているある高級食品、それもエンドファイトのひとつなのです。

それは「マツタケ」。きのこが「菌類」であることはご存知の方も多いでしょう。

シイタケやまいたけなどは、きのこの種菌を原木や人工培地に植え付けることで人工栽培されます。

ところが、マツタケは人工栽培が難しいことで知られます。

理由はいくつかありますが、シイタケなどほかの菌は、原木が死んでいても生息できるのに対し、マツタケの場合、そうはいきません。「生きた植物＝アカマツの根」という環境でないと生きられないことも大きな理由です。

つまり、エンドファイトとは「生きた植物でないと生きられない」＝「生きた植物に生息している菌」なのです。

●医療や農業の運命を握る？「エンドファイト」という存在

このエンドファイトが近年、医療や農業の世界で有効利用されています。

まず、医療の分野では、タキソール（一般名：パクリタキセル）という抗ガン剤があります。これはタイヘイヨウイチイの樹皮のエンドファ

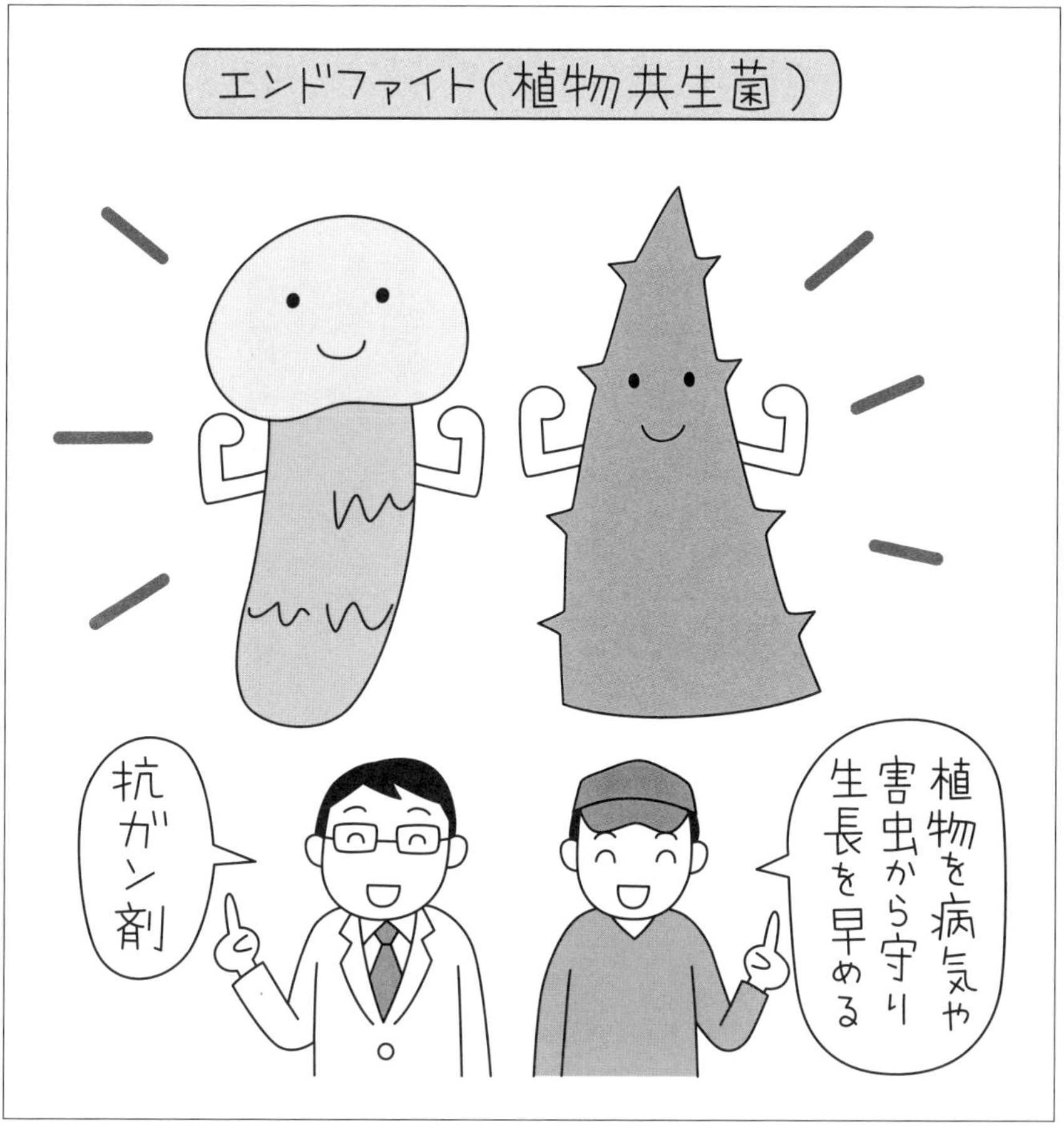
エンドファイト（植物共生菌）
抗ガン剤
植物を病気や害虫から守り生長を早める

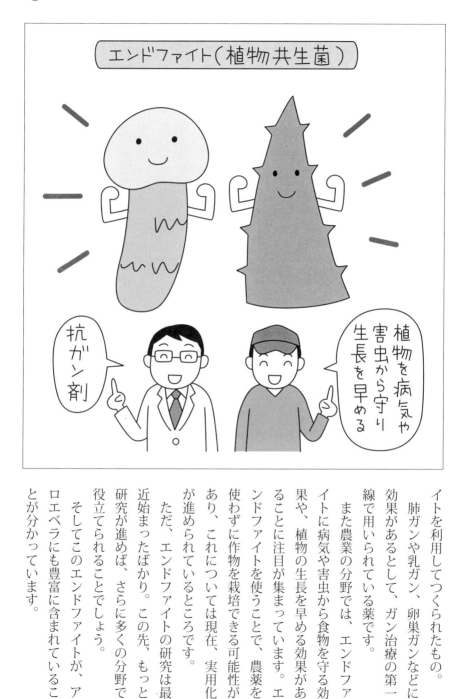

イトを利用してつくられたもの。

　肺ガンや乳ガン、卵巣ガンなどに効果があるとして、ガン治療の第一線で用いられている薬です。

　また農業の分野では、エンドファイトに病気や害虫から食物を守る効果や、植物の生長を早める効果があることに注目が集まっています。エンドファイトを使うことで、農薬を使わずに作物を栽培できる可能性があり、これについては現在、実用化が進められているところです。

　ただ、エンドファイトの研究は最近始まったばかり。この先、もっと研究が進めば、さらに多くの分野で役立てられることでしょう。

　そしてこのエンドファイトが、アロエベラにも豊富に含まれていることが分かっています。

「酪酸」のすごい美容・健康効果！

前項で紹介したエンドファイトがつくり出す「酪酸」という健康物質が注目されています。腸の中で働いて、美容と健康を保ってくれるのです。

●人間の腸にも住みついているエンドファイト

エンドファイトは植物だけでなく、人間の腸にも生息していることが分かっています。

私たち人間は、野菜や果物などの植物を食べ物として摂取しています。このとき野菜や果物に含まれるエンドファイトも一緒に体内に入り込むからです。

普通、菌は加熱調理すると死んでしまったり、食べても胃酸でやっつけられてしまったりして、なかなか腸にまで届きません。

ところが、このエンドファイトは、自ら「殻《から》」（のようなもの）を被ることで、生きたまま腸に到達し、腸内に住みつくのです。

●腸内環境に深くかかわっている「短鎖脂肪酸」

このエンドファイトはありがたいことに、腸内で私たちの健康に有用な物質「短鎖脂肪酸《たんさしぼうさん》」をつくり出してくれます。

「短鎖脂肪酸」というのは有機酸の一種で、酢酸、プロピオン酸、酪酸があります。

これらはいずれも腸の細胞の重要なエネルギー源となるものですが、同時に、健康維持や病気予防に深くかかわっていることが分かりはじめています。

●短鎖脂肪酸の中でも注目株は「酪酸」！

短鎖脂肪酸の中でもとくに注目されているのが「酪酸《らくさん》」。

腸を元気に保つ上で欠かせないとして、美容・健康業界で今、ホットな話題を呼んでいるのです。

酪酸はチーズや発酵食品にも含まれます。じつはチーズのあの独特のニオイの正体は「酪酸」。

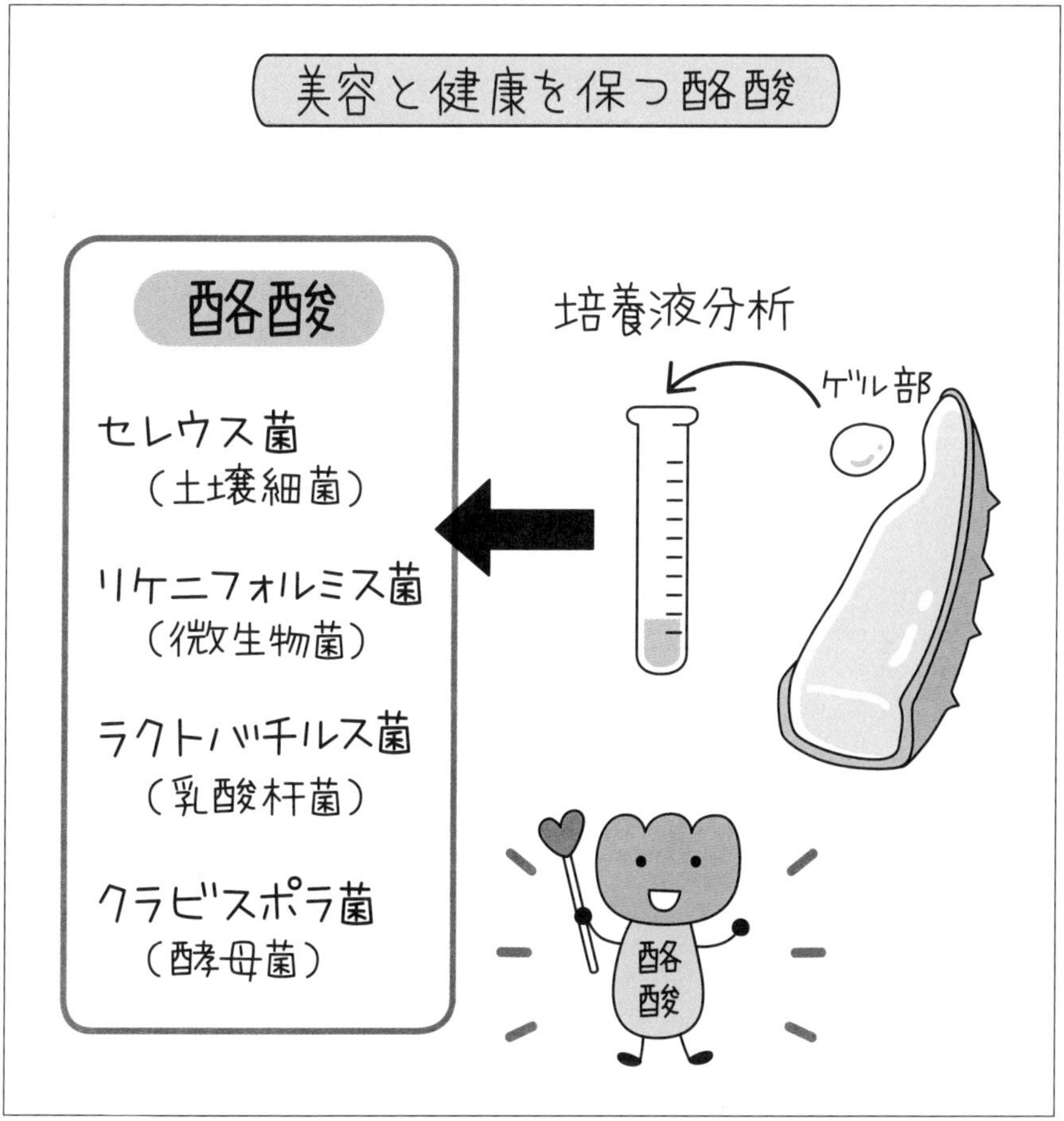

酪酸には独自の酪酸臭があるのです。なかにはこの酪酸のニオイを「足の不快なニオイ」と表現する人もいます。

でもこのクサい酪酸が、私たちの健康にとっては非常にプラスとなる働きをしてくれるのですから、不思議なものですね。

そしてうれしいことに最近の研究で、アロエのゲルの部分には酪酸産生菌がたっぷり含まれていることが分かりました。

どうも酪酸産生菌にとってみると、アロエのゲル部分はとても住みやすい環境のようです。

ではこの「酪酸」、私たちの体にどんないい作用をもたらせてくれるのでしょうか。早速、次のページから見ていきましょう。

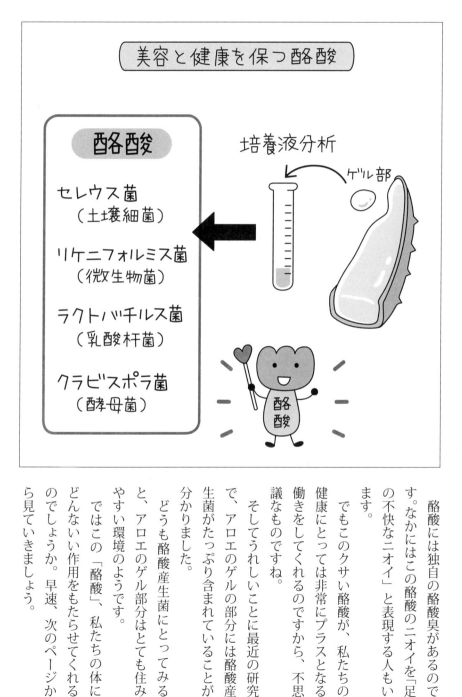

酪酸の秘密？① 大腸ガン予防効果

酪酸には、ガン細胞を攻撃する免疫細胞の働きを活性化させたり、大腸ガン遺伝子のミスコピーを防ぐことでガンを予防します。

●増加の一途をたどる大腸ガン

ガンの中で日本人が最も多くかかるガン、それは「大腸ガン」です。患者数は26万1000人で、成人男性の11人に1人、女性の14人に1人が大腸ガンにかかるといわれています。しかも、日本人の大腸ガンにかかる率は増加し続けています。

ここでガゼン存在感を発揮するのが酪酸。酪酸には「大腸ガン」を予防する効果があるとされ、近年、注目が集まっているのです。

●遺伝子のミスコピーを防ぐ酪酸のすごいパワー

私たちの体は約60兆個もの細胞でなっており、毎日、その1％ほどの細胞がつくり替えられています。

このとき、細胞の核にあるDNA（遺伝子）をコピーすることで分裂していきます。

DNAを読み取ることで、たとえば「耳の細胞は耳を構成する細胞」となって、その独自の仕事を果たします。でも、まさか「耳」の細胞が「目」にできてしまったら困りますよね。そうではなく、ちゃんと同じ細胞をコピーするのがDNAの働きなのです。

このDNAは親から受け継いだものです。ところが細胞を複製するときに、DNAの「ミスコピー」が起こることがあり、それこそがガンの大きな原因となることが分かっています。これを専門的な言葉で言うと「遺伝子の突然変異」といいます。

さあ、ここで「酪酸」です。酪酸は大腸ガン遺伝子のミスコピーを防ぎ、正しくコピーさせるという働きがあるのです。

●免疫力アップでガンの元を撃退！

さらに酪酸には、「免疫力を高める」という効果が期待できることが

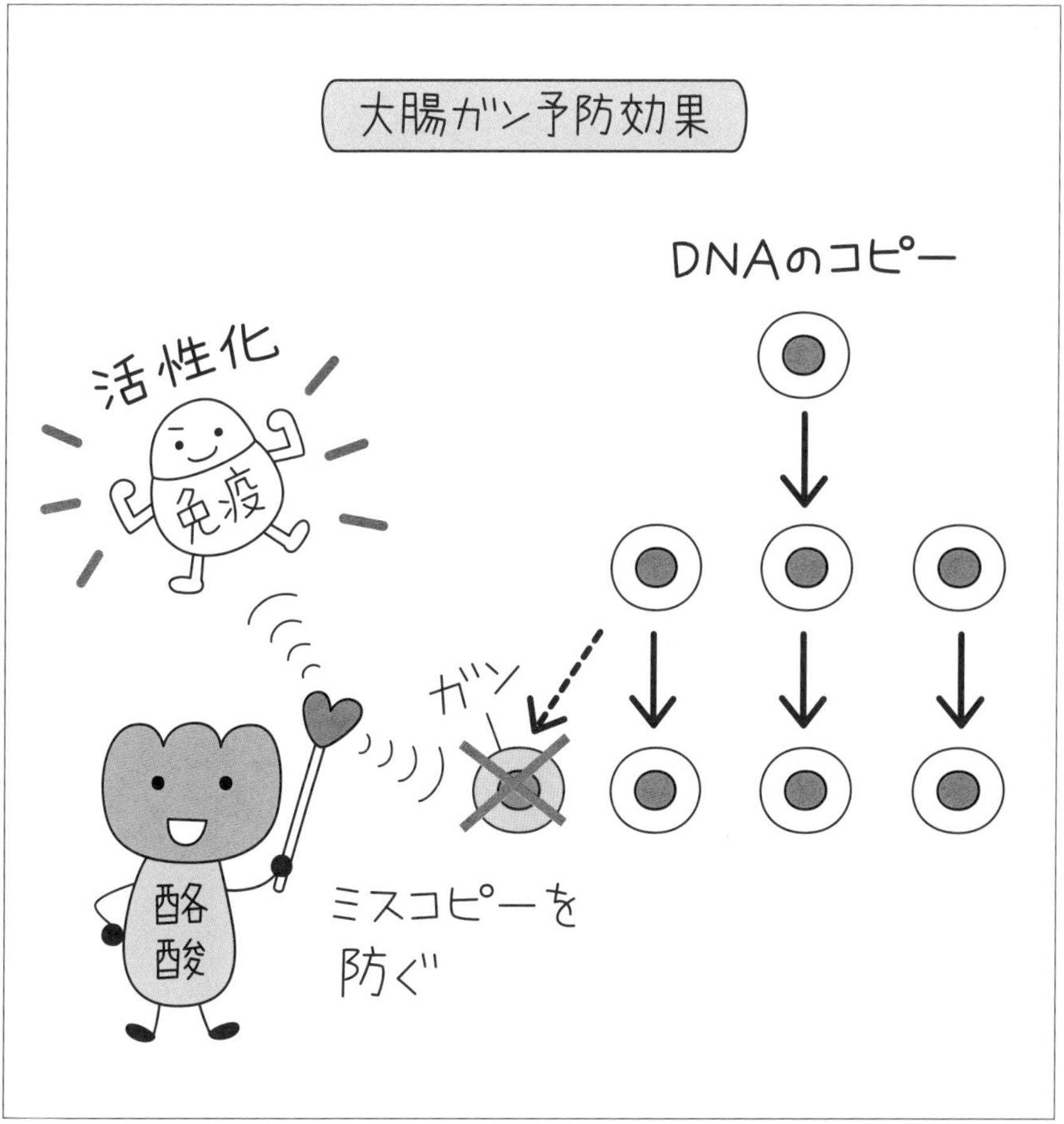

分かってきました。

じつは、遺伝子のミスコピーは珍しいことではありません。私たちの体の中では1日5000個ものガン細胞が生まれているといわれます。でも私たち全員がガンになるわけではないのは、免疫細胞のおかげ。ガン細胞ができると、免疫細胞が攻撃してやっつけてしまうのです。

酪酸には、この免疫細胞の働きを活性化させる働きがあることが分かったのです。実際、理化学研究所が東京大学など共同で研究した結果では、マウスに酪酸を与えることによって免疫細胞が活性化され、大腸炎を改善する効果が認められています。

人に対しても、大腸ガンや大腸の炎症性疾患を予防する効果が期待されています。

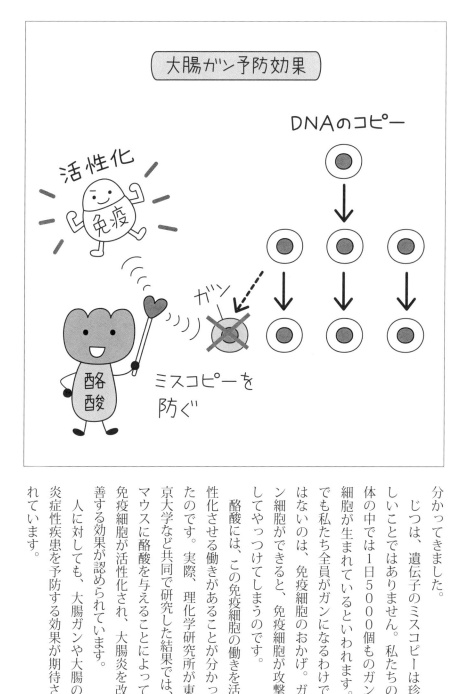

酪酸の秘密？② 糖尿病予防効果も

酪酸には、インスリンの働きをよくして糖尿病を予防するほか、代謝をアップさせて肥満を予防し、さらに食欲を抑える効果もあります。

●インスリンの働きが悪くなることも糖尿病の原因

酪酸には糖尿病を予防してくれる効果も期待できます。

115ページでインスリンの分泌について述べていますが、もう少しだけ詳しく説明させてください。

じつは糖尿病は、分泌されるインスリンの「量」が少なくなって起こるだけではないのです。

インスリンは分泌されているものの、「働き」が悪くて、それが原因で糖尿病になることもあるのです。

たとえば広い庭を掃除する場合のことを考えてみましょう。

落ち葉がいっぱい落ちていて大変だからと、掃除人を10人投入したとします。

でもこの10人はじつはサボってばかり。そうしたら十分な掃除人の数がいたとしても、庭はいつまでたってもきれいになりませんよね。

それと同じでインスリンも「働き」が大事なのです。これを専門的な言葉で「インスリン抵抗性」といいます。

糖尿病には1型と2型があり、成人の糖尿病の95％が2型です。

そして2型の場合は主にこの「インスリン抵抗性」が原因といわれます。

インスリンの働きが悪くなると、体はさらにインスリンの分泌を増やそうとします。その結果、すい臓は疲れてインスリンの分泌力が弱まるという悪循環が起こってしまうのです。

ところが酪酸は、このインスリンの働きをよくすることが分かりました。じつは、インスリンの働きを悪くするのはLPSという腸内細菌の産物。これが腸から血中に流れ出てしまうと、インスリンの働きを悪くするのです。

ところが酪酸には腸管を保護するバリア作用があり、LPSが流れ出るのを防いでくれるのです。

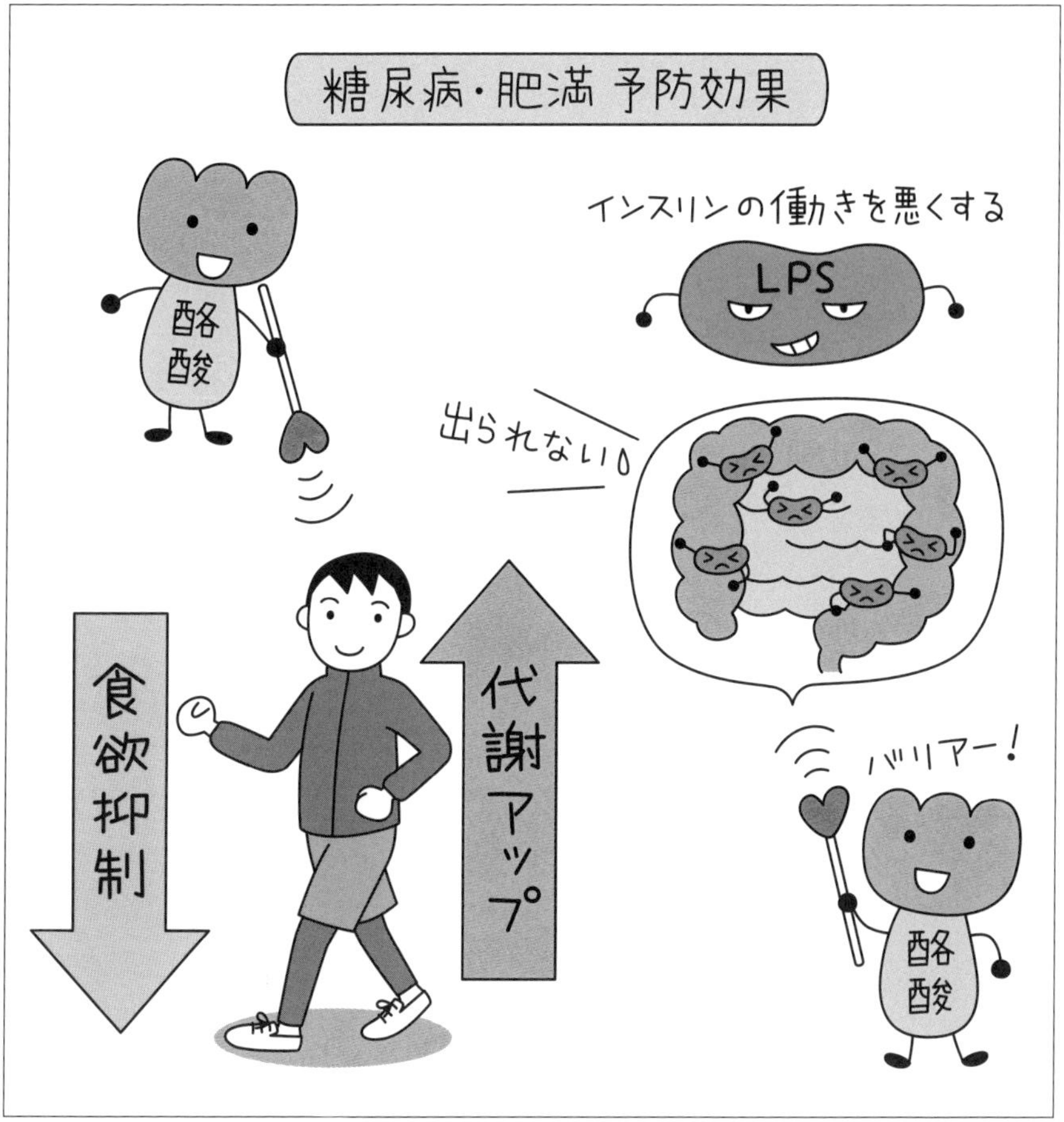

肥満を防止することでインスリンの働きをよくする！

また、糖尿病の原因のひとつが「肥満」というのはどなたもご存じでしょう。脂肪が増えると、インスリンの働きが悪くなってしまいます。

酪酸をはじめとした短鎖脂肪酸には代謝をアップさせ、肥満を予防し、さらには食欲を抑える作用があることも分かっています。

こちらの方面からも、酪酸にはインスリンの働きを良くする効果が期待できるわけです。

酪酸をはじめとした短鎖脂肪酸は、医療の世界でも大変注目されており、今後、糖尿病の予防や治療に役立てられていくことが期待されています。

インスリンは多くの病気とも関係？

インスリンは糖尿病ばかりでなく、ガンや認知症などの発症に影響するため、酪酸を多く含むアロエベラなどを利用したコントロールが重要です。

●糖尿病の患者はさまざまなガンになりやすい

さらには糖尿病自体も多くのガンとかかわっていることが報告されています。日本糖尿病学会と日本癌学会による10年間の追跡調査の結果、糖尿病の人は、そうではない人と比べて肝臓ガンが1・97倍、すい臓ガンが1・85倍、大腸ガン1・4倍、発症するリスクが高いことが分かったのです。

これもインスリンの働きが悪いことが根底にあると考えられます。

●自閉症、認知症とも関係している？

また、インスリンは自閉症にも関係するといわれます。アメリカの研究では肥満や糖尿病の母親から生ま

●インスリンが過剰に分泌されると大腸ガンになりやすい？

「インスリンといえば糖尿病」というイメージが強いかもしれませんが、じつはインスリンは糖尿病以外にも、さまざまな病気と深くかかわっています。

そのひとつがガンです。

インスリンが過剰に分泌されると大腸ガンのリスクが最大3・2倍になることが分かっています。

これは厚生労働省研究班による調査で、男女4万2000人に対しておよそ11年半の間追跡した成果です。

それによると、インスリンの値が高い人は男性では約3・2倍、なかでも結腸ガンについては約3・5倍のリスクが増大することが報告されたのです（女性については関連性が見つからなかった）。

これはインスリンの値が高くなると、IGF-1という物質が増え、これが大腸ガンのリスクを増やしてしまうためとされています。

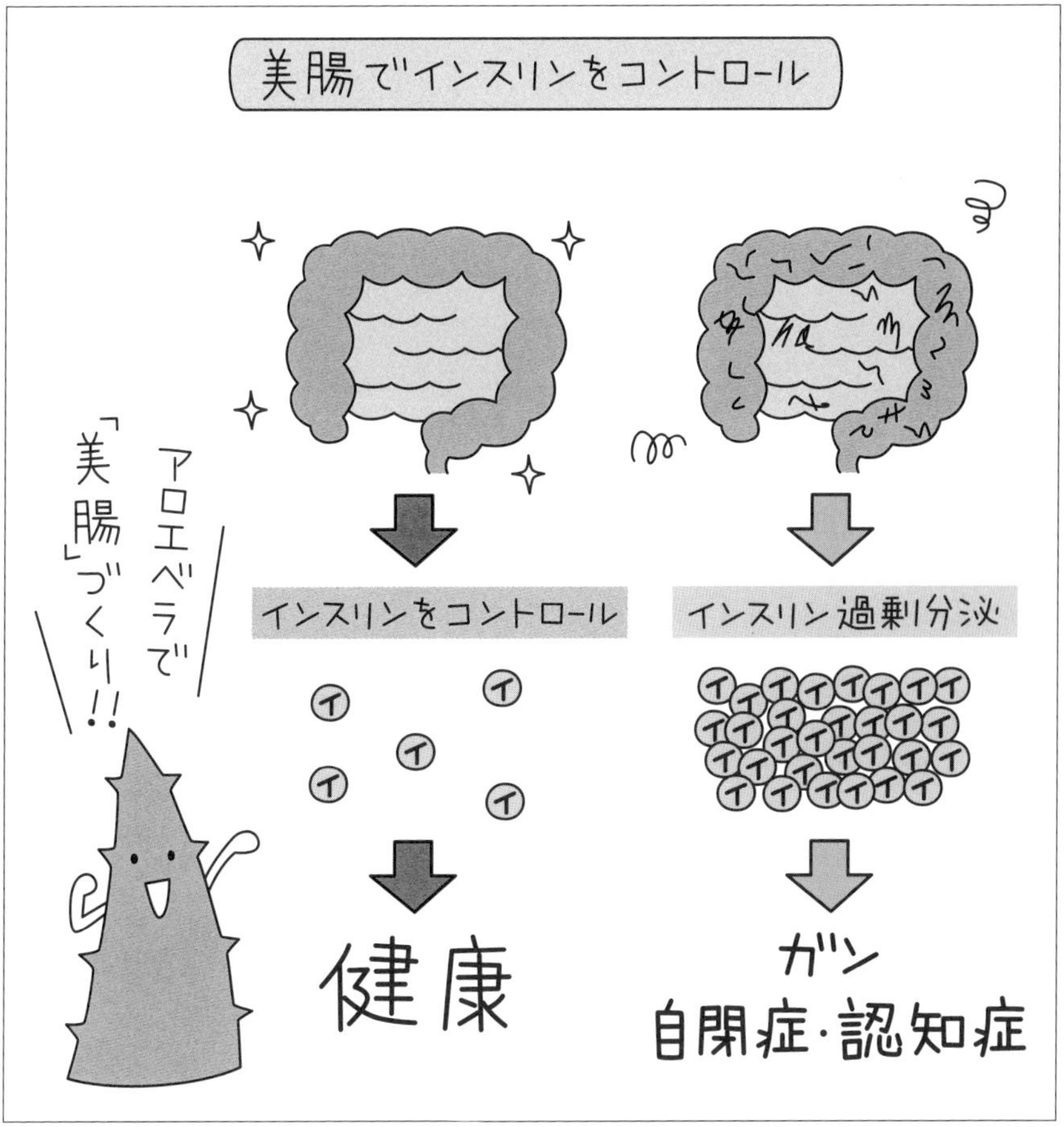

れた子どもは自閉症の発症リスクが高いことが報告されています。

さらにはインスリンと認知症との関係も指摘されています。

これらは先に述べた腸内環境と認知症、自閉症の問題ともかかわってくることでしょう。

腸内環境を整えて「美腸」に!

病気を予防するためにも、インスリンのコントロールが重要です。

そのためにも酪酸をはじめとする短鎖脂肪酸を増やし、腸内環境を整えることが何といっても必要です。

そこで満を持して登場するのがアロエベラなのです。発酵酪酸をたっぷり含むアロエベラを利用し、健康な「美腸」づくりに、日々の健康管理に役立てるようにしましょう。

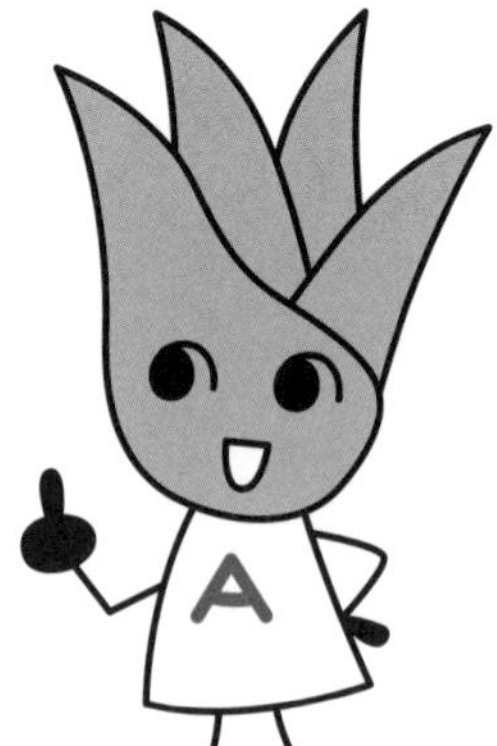
A

おわりに

アロエベラ製品は効果が確かで、安全安心なものを選んでください

本書の最後に、これまでの経験から、効果が確かで、安全安心な製品を選ぶ三つのポイントを紹介しておきます。

①素材……当然のことですが、アロエベラを原料に、食品添加物の少ない製品を選ぶこと。

口当たりをよくするために少量のコハク酸を加えたり、日持ちをよくするために防腐剤を添加した製品もあります。また、大切な多糖体であるアセマンナンの代わりに、賦形剤のデキストリンが混ぜ合わせられたりしているケースもあります。

②産地……産地がハッキリ明記されていること。

アロエベラ製品の本場はアメリカとドミニカですから、これを目安にするとよいでしょう。

③メーカー……栽培から製品化まで、一貫しておこなっているメーカーの

製品を選ぶこと。

アロエベラの効果を得るには、何と言っても品質が命です。栽培から商品化まで一貫しておこなっているメーカーなら、厳しい品質管理システムを完備しているはずです。そうしたシステムが完備されていれば、安全安心で、確実に効果が得られるアロエベラ製品が提供されています。

この三つのポイントに注意していただければ、安全安心で、効果が確実なアロエベラ製品と出会えると思います。美容と健康も大切ですが、お金も大切です。本物のアロエベラ製品と出会われ、お金をムダにすることなく、美容と健康とアンチエイジングを実現してください。

みなさんの美容と健康とアンチエイジングに、私は、アロエベラジュースで乾杯させていただきます。

乾杯！

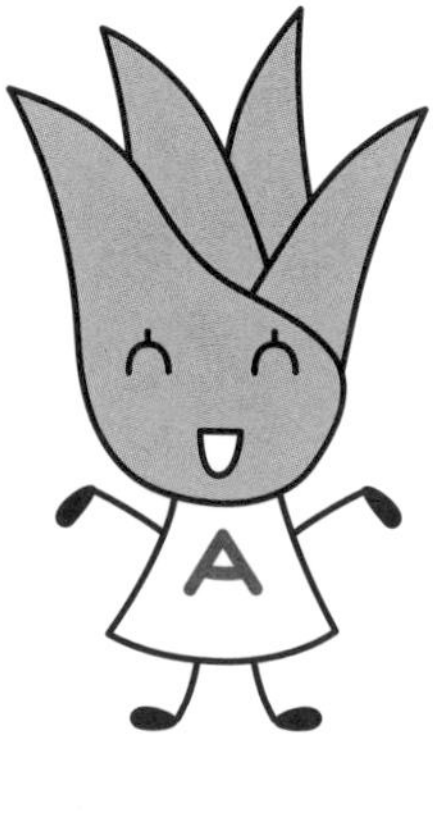

さくいん

アロエベラ関連マンガ冊子のご案内

マンガ冊子は書店では販売していません。ご希望の方は弊社にお問い合わせください。

アロエベラで メタボ・生活習慣病をやっつけよう！

八木晟 監修

アロエベラの効果の秘密はヌルヌル多糖体だった！　アロエベラの第一人者、八木晟博士がキャラクターとして登場、メタボリックシンドロームや生活習慣病へのアロエベラの予防効果についてわかりやすく解説します。

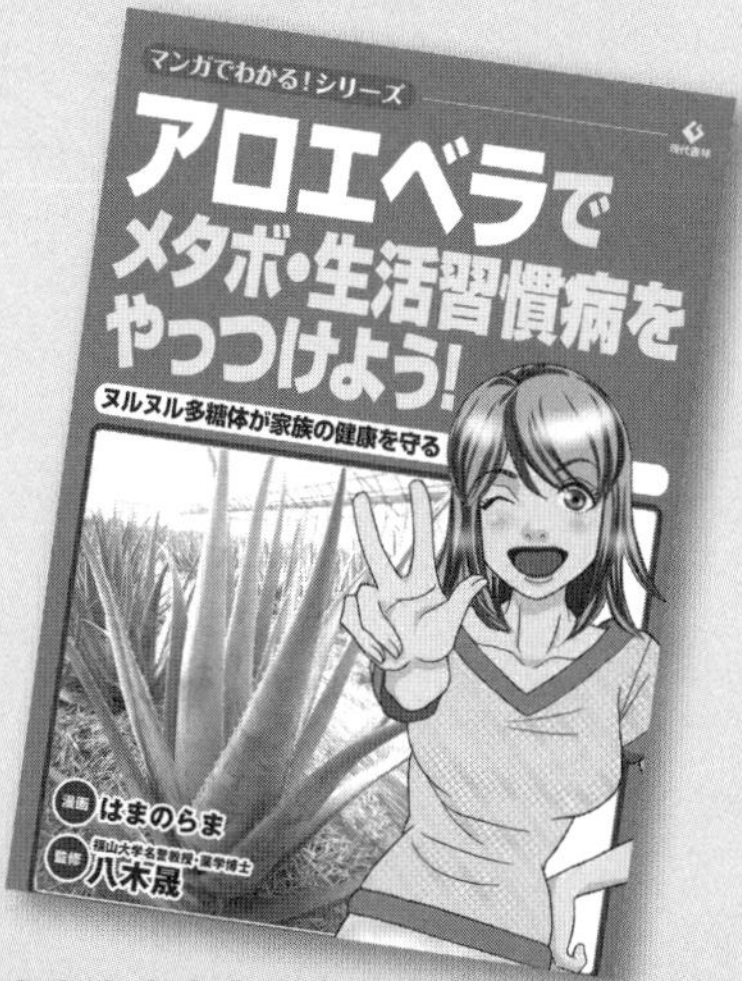

- A5 判・24 P
- 400 円（税別）
- 現代書林

お肌の悩みはアロエベラにまかせなさい！

八木晟 監修

便秘の解消、抗酸化作用、肌のターンオーバー促進、コラーゲンの増強、美白作用、ニキビがスッキリ……女性にとって気になる「お肌」をテーマに、アロエベラのアンチエイジング効果を解説します。

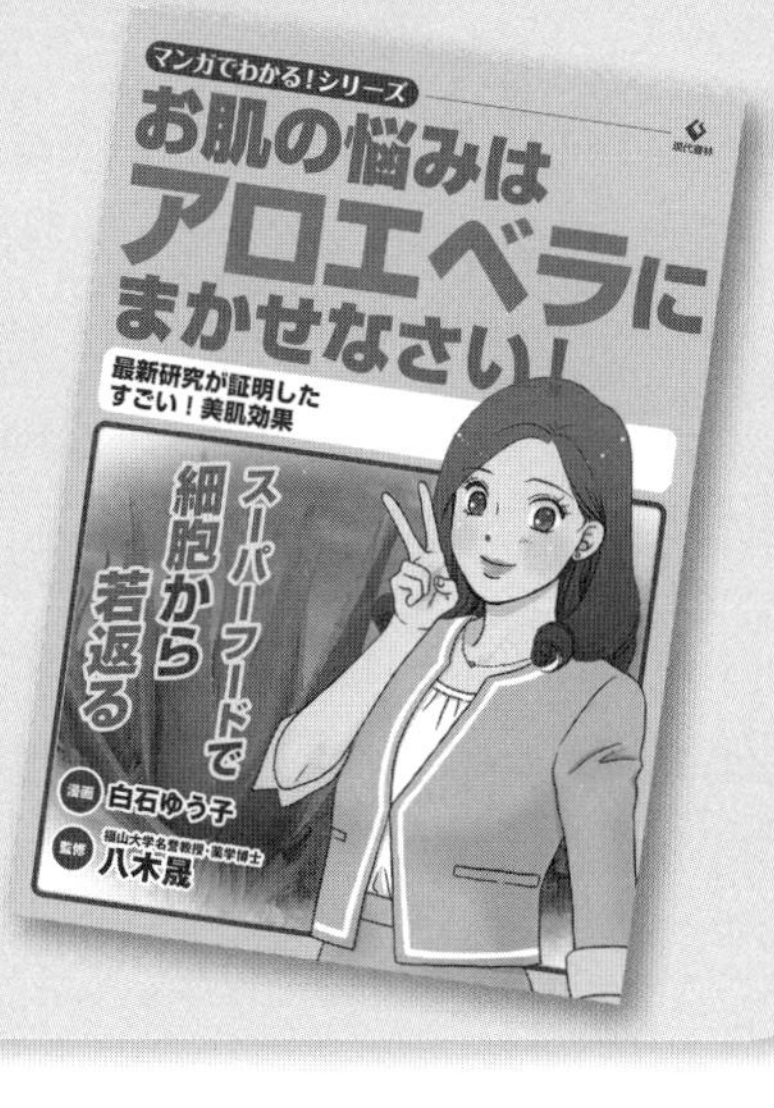

- A5 判・24 P
- 400 円（税別）
- 現代書林

新版 ドクター八木《やぎ》の世界一《せかいいち》わかりやすいアロエベラの本《ほん》

2020年1月23日　初版第1刷

●著　者 ―――― 八木《やぎ》 晟《あきら》
●発行者 ―――― 坂本 桂一
●発行所 ―――― 現代書林
〒162-0053　東京都新宿区原町3-61　桂ビル
TEL:03(3205)8384(代表)　振替 00140-7-42905
http://www.gendaishorin.co.jp/
●本文マンガ・イラスト― よしだ みぼ
●カバーデザイン ―― 吉崎 広明
●カバーイラスト ―― 坂木 浩子
●本文レイアウト ―― 鶴田 環恵
●編集担当 ―――― 松永　忍（KIP）

印刷・製本：広研印刷（株）
乱丁・落丁本はお取り替えいたします。
定価はカバーに表示してあります。

ISBN978-4-7745-1840-4 C0047